写给多动症患儿的干预方案

马小红　曾　峻　叶梦颖　　著

编辑委员会

主　编：马小红　曾　峻　叶梦颖

副主编：王运涵　彭竞秋

编　委：李　俊　王晓丽　赵艺涵
　　　　张　婷

成都时代出版社
CHENGDU TIMES PRESS

图书在版编目（CIP）数据

写给多动症患儿的干预方案 / 马小红，曾峻，叶梦
颖著 . -- 成都 : 成都时代出版社，2024.12
　（萤火虫心理健康科普丛书）
　ISBN 978-7-5464-3368-4

　Ⅰ . ①写… Ⅱ . ①马… ②曾… ③叶… Ⅲ . ①儿童多
动症－诊疗 Ⅳ . ① R748

中国国家版本馆 CIP 数据核字 (2024) 第 016077 号

写给多动症患儿的干预方案
XIEGEI DUODONGZHENG HUANER DE GANYU FANGAN

马小红　曾峻　叶梦颖　　著

出 品 人　达　海
总 策 划　邱昌建　李若锋
责任编辑　张　旭
责任校对　程艳艳
责任印制　黄　鑫　曾译乐
装帧设计　成都九天众和

出版发行　成都时代出版社
电　　话　（028）86742352（编辑部）
　　　　　（028）86615250（发行部）
印　　刷　成都兴雅致印务有限责任公司
规　　格　145mm×210mm
印　　张　4.25
字　　数　110 千
版　　次　2024 年 12 月第 1 版
印　　次　2024 年 12 月第 1 次印刷
书　　号　ISBN 978-7-5464-3368-4
定　　价　42.00 元

代序
PREFACE

　　没有心理健康就谈不上身体的全面健康。据统计，我国成年人精神障碍终生患病率为16.6％，排在第一位、第二位的分别为焦虑障碍、心境障碍；《中国国民心理健康发展报告（2019—2020）》显示，我国24.6％的青少年抑郁，其中重度抑郁的比例为7.4％。然而社会偏见、歧视仍广泛存在，这也间接导致讳疾忌医者多，科学就医者少。

　　身体健康的第一责任人是自己，心理健康的第一责任人也是自己。"人民日益增长的美好生活需要和不平衡不充分的发展之间的矛盾"已成为我国社会的主要矛盾。各类精神心理学教材、专著，精神障碍防治指南，以及有限的精神心理卫生服务资源，难以满足广大人民的需求，只有加强精神心理健康知识的科普，帮助人们了解常见精神心理、行为问题的特征与处理常识，才能使人们更好地成为自己心理健康的责任人。

　　对精神心理健康类知识的科普势在必行。党的二十大报告强调要"重视心理健康和精神卫生"，2018年11月，国家卫生健康委、中央政法委、中宣部等10部门联合印发了《全国社会心理服务体系建设试点工作方案》，提出要加强全民健康意识，健全心理健康科普宣传网络，显著提高城市、农村普通人群心理健康核心知识知晓率。《中国公民健康素养66条》《"健康中国2030"规划纲要》《关于加强心理健康服务的指导意见》《健康中国行动（2019—2030年）》等都强调健康优先，要把健康摆在优先发展的战略地位，迅速普及健康理念、健康生活方式就成了重要手段。

　　作为一名工作了二十多年的资深精神心理专业医师，笔者深知宣传精神心理卫生知识的重要性；作为四川大学华西医院心理卫生中心的支部书记兼副主任，以及四川省预防医学会行为与健康分会主任委员，更感责任重大。为贯彻落实党的二十大精神，以习近平新时代中国特色社会主义思想为指导，本着科普性、实用性、启发性的原则，以案为例，通过专家点评或患者口述等多种形式，意在面向全社会普及精神心理学知识、倡导精神心理健康学方法，推动"全疾病周期"的预防治疗康复理念向"全生命周期"的预防治疗康复理念转变，建立"家庭—学校/单位/社区—医院"的全方位、全社会关注体系，突出家人、个体的主体意识，坚持预防为主，传播精神心理行为问题"早发现、早诊断、早治疗、早康复"的"四早"理念。为此，四川大学华西医院心理卫生中心、四川省预防医学会行为与健康分会联手成都时代出版社打造"萤火虫心理健康科普丛书"，希望能为加快实施"健康中国"战略，促进公民身心健康，维护社会和谐稳定，尽自己的一份力量。

邱昌建

自序

  本书从疾病定义、临床表现、治疗和发展趋势等方面，对注意缺陷与多动障碍（Attention Deficit and Hyperactivity Disorder, ADHD）进行全面系统的描述。读者们在读到ADHD的诊断方法、发病原因和伴随症状时可能会觉得枯燥，非专业人士可能会觉得有些晦涩难懂，但如果家长或老师对这一部分内容有初步的了解，则有助于后续建立帮助ADHD患儿的长期方案，且能更好地判断ADHD患儿的行为是故意捣乱还是无法控制，能让家长和老师们更有耐心地采用因地制宜、因人而异的教育方式来教育每个ADHD患儿。为了降低理解的难度，对于本书，我们建议先通读一遍，然后再一点一点地细读。帮助ADHD患儿是一个长期的过程，我们不需要在短时间内便理解所有知识点，可以把这本书作为一本指南——当你发现问题，想要了解背后的原因以及应对方法时，再翻阅本书查找相关内容，边做边学是快速成长的捷径！

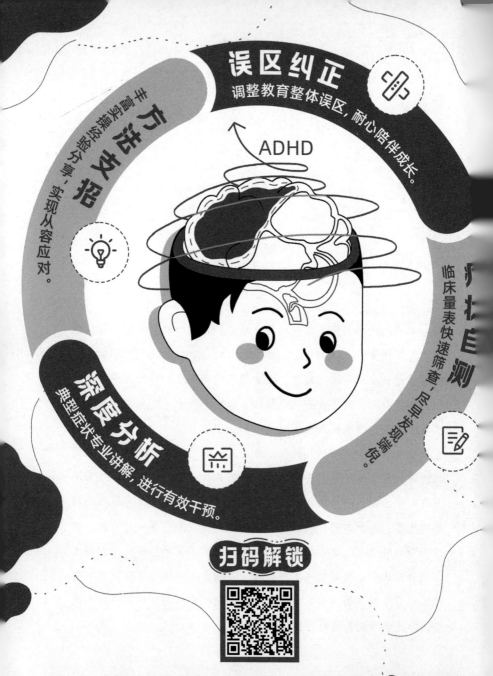

误区纠正
调整教育整体误区，耐心陪伴成长。

方法攻招
手册视频课资源分享，实现从容应对。

ADHD

深度分析
典型症状专业讲解，进行有效干预。

量表自测
临床量表快速筛查，尽早发现端倪。

扫码解锁

多动症科学干预指南

目录
CONTENTS

第三章 社会发展与 ADHD

第四章 ADHD 的诊断标准

第五章 ADHD 的症状表现

第六章　ADHD 的治疗策略

第七章　治疗实战篇：学龄前 ADHD 患儿的干预指导

第八章　治疗实战篇：学龄期 ADHD 患儿的干预指导

写给多动症患儿的
干预方案

第九章　成年期 ADHD 的特点与治疗

第十章　ADHD 患者独有的特点和优势

第一章

初识
ADHD

　　在爸爸妈妈的眼中，祝祝是一个可爱的小姑娘，对世界总是充满了好奇心，大大咧咧、乐观热情。从会爬开始，家里的所有东西对于她来说都充满了新鲜感，她每天到处爬、到处看、到处舔（用舌头感知世界），只要睁开眼睛，就没有停下来的时候。当她会说话以后，家里就更热闹了，随时都能听到她稚嫩的声音说个不停，开心的时候能笑个不停，伤心的时候也能哭个不停，怎么哄都停不下来，家里人都说她是个活泼好动的小朋友。上幼儿园后，她反而显得有些慢热、害羞，即使跟老师和小朋友们都很熟了，每天早上爸爸妈妈送她进园时她也要躲在父母的身后，像是第一天入园一样，不好意思自己进去，通常要等上完第一节课后她才能融入，跟小朋友们高兴地玩耍起来。从上幼儿园开始，爸爸妈妈就发现每天放学后，祝祝的衣服上不是汤渍就是饭渍，总是脏兮兮的，和早上去幼儿园时判若两人，显得很邋遢。此外，祝祝从小就对很多食物过敏，还患有湿疹，如果餐食中不小心混入了会导致她过敏的食物，或是天气炎热、运动出汗时，你总能看到她挠挠这、挠挠那，很多时候，皮肤都被挠破了也停不下来，这让爸爸妈妈看着很是心疼。进入幼儿园大班以后的祝祝更活跃了，爸爸妈妈经常被她一些大胆的行为弄得心惊肉跳，比如在阳台上她要去爬护栏，过马路横冲直撞，从来不看有没有车来车往，电梯里总忍不住跑来跳去。即使父母和老师几乎天天都在强调安全问题，可她总是左耳朵进右耳朵出，一点没听进去。但你说她坐不住吧，看电视的时候却换了个人似的，这个不折不扣的"动画迷"，一看动画片就停不下来，任凭你怎么叫她都"两耳不闻窗外事"，一副超级"专注"的样子。也只有在她看电视的时候，爸爸妈妈才能休息一会儿，才能感觉到世界还有安静的时候。但每次规定时间到了，不让她看了，她就开始大发脾气，又哭又闹，完全停不下来，好像把她最爱的东西剥夺了一样，闹得全家鸡飞狗跳。就这样，在吵吵闹闹、连哄带夸中，祝祝也算有惊无险地度过了快乐的幼儿园时光。

到了上小学的年龄，她跟同龄人一样，背着书包，充满期待，快快乐乐地去上学了。可上了不到一个月，意想不到的事情发生了，老师打电话让爸爸妈妈来学校一趟。见到爸爸妈妈，老师严肃地反馈了祝祝上学期间的表现：上课总是走神儿，一会儿玩玩笔，一会儿看看窗外，一会儿戳戳同学，还总是忘带学习用具和书本，作业本里也被她涂改得乱七八糟。老师告诉爸爸妈妈，祝祝可能有注意缺陷的问题，建议带她去医院看看。当时，爸爸妈妈虽然嘴上说回去一定注意严加管教并带孩子去医院就医，但心里总觉得孩子还小，长大就好了，哪个小孩不调皮？自己小的时候也有这些问题，现在不也挺好的吗？于是他们并没有太当回事。但随着祝祝进入小学高年级，学业要求逐渐提高，祝祝上课走神儿的情况没有好转，在家里做作业也依然是做几分钟就摸摸这儿、动动那儿，始终无法长时间地专注于自己的作业，导致每天晚上作业做不完，越睡越晚。每次考试卷拿回来签字都能把爸爸妈妈气个半死——数学不是数字抄错就是漏题；语文不是写错字就是答非所问，不能很好地理解题意；英语单词更是记不准确。总是在细节上丢分严重，成绩也上不去。祝祝开始对学习和学校有越来越多的抱怨和抵触情绪，但对自己喜欢的事，比如看电视、看漫画，她更"专心了"，常常想尽办法，偷摸着一看就是两三个小时。生活习惯也不好，经常丢三落四、忘东忘西，书包里、书桌上永远都是乱七八糟的，做事情总是有始无终，帮她收拾烂摊子是爸爸妈妈每天必不可少的工作之一。而且随着年龄的增长，祝祝的脾气也越来越大，三天两头和同学闹矛盾，和爸爸妈妈发脾气。这时爸爸妈妈才想起来几年前老师的提醒：祝祝可能有注意缺陷的问题。

祝祝的情况不是特例，祝祝在学校有一个叫多多的好朋友。在祝祝眼里，多多是一个直率、仗义的小男孩，当班里大多数同学因为闹矛盾不和自己玩时，多多是自己唯一的朋友，祝祝对于多多来说也一样。祝祝有时感觉多多是另一个自己，因为两个人的情况像极了，似乎总是因为一样的问题被老师和爸爸妈妈批评。不过多多在班上还要更活跃些，上课的时候经常离开座位到处走动，老师问问题的时候他也不举手，没等老师叫他就开始着急作答。中午，同学们排好队一个接一个地打饭时，多多总是一副不耐烦的样子，到处插队，老师天天都在说他，可他好像忘得比谁都快。多多最喜欢上的就是体育课，因为终于不用坐在座位上了，可体育课也是多多最常出问题的课——他经常在体育课的游戏中和其他同学发生冲突，一言不合就动手，所以多多的爸爸妈妈因为这些事成了老师办公室的常客。多多除了是电视迷，更是游戏迷，一玩起来就收不住手，为此没少挨爸爸的"棍棒教育"，可每次就是控制不住自己，挨完打的多多也经常很懊恼，很想改变，但好了伤疤忘了疼，很快就重蹈覆辙。

其实祝祝和多多的表现（见图1）正是注意缺陷与多动障碍引

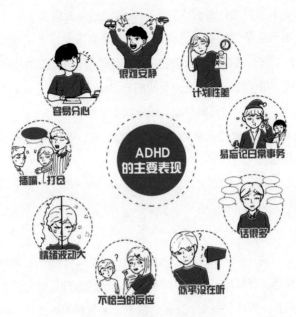

图 1　ADHD 的主要表现

起的典型情绪和行为异常。尽管家长和老师每天辛苦教导，比对待同龄孩子付出得更多，免不了严肃的责备、训斥甚至打骂，但效果并不理想，他们还是天天犯同样的错误。实际上，这些孩子很难靠自己的意识克服这些问题，成长中又因为家长、老师的不理解，他们的自信心和自尊心在这样或那样的失误或冲突中一点点被消磨。这就是注意缺陷与多动障碍长期带给孩子们的苦恼和负担，更重要的是，这些苦恼和负担也同样消耗着家长的热情和耐心，让他们也越来越看不到孩子的希望在哪里。当然，如果家长看到这里就感觉心跳加速、呼吸困难甚至头晕目眩的话，不要怕，这是您的焦虑所导致的，可以直接跳到本书第十章"ADHD 患者独有的特点和优势"，看看他们未来可能会有的成就，应该就会感觉舒服多了！

这本书能帮助家长和老师对注意缺陷与多动障碍这种疾病进行全方位的了解，并在未来长期和孩子相处的过程中运用本书中系统的训练方法，帮助每一个患有注意缺陷与多动障碍的孩子在未来生活中发挥自己的优势，尽量减少或克服疾病带来的损害。

在系统地了解注意缺陷与多动障碍之前，我们先了解一些关于注意力的知识。

一、什么是注意力

注意力是一种心理过程，指的是在人类或动物的感知系统中，有选择性地、有限地对环境中的某些信息进行处理的能力。个体能够在众多感官（听觉、视觉、味觉、嗅觉、触觉和本体感觉）输入中集中精力于特定刺激或任务，同时忽略或减少对其他干扰刺激的处理。

注意力有两种状态，主动注意力和被动注意力。

●主动注意力：个体有目的、有选择性地关注特定的刺激或任务。主动注意力是一种有意识的努力，通常基于个体的目标、兴趣或任务的要求。个体可以自发地决定将注意力集中在某个方面，以满足特定目标或任务。如：做作业、家务劳动、做手工艺等。

●被动注意力：是一种相对较无意识的注意力调控，通常是由外部刺激或环境因素所引起的。被动注意力可能是对意外事件、突发情况或显著的刺激做出的自动反应。这种注意力可能是由于刺激的新颖性、突发性或情感相关性而引起的。如：打游戏、看电视、刷视频等。

在日常生活、学习和工作中，我们常说的"专注"指的是主动注意力，而不是被动注意力。本书所提到的注意力主要指主动注意力。

注意力有以下五个维度。

●注意力的持续时间：能够在一段时间内保持对特定任务或刺激的关注，而不容易分心或转移注意力。

表1　各年龄段正常的注意力持续时间

年龄段	注意力持续时间
3~5 岁	5~15 分钟
6~8 岁	15~30 分钟
9~12 岁	30~45 分钟
13~18 岁	45 分钟以上

●注意力的分配：在同一任务或刺激中，个体对不同感官进行有效调配的能力。如：上课时，学生需要在听讲的同时看黑板的具体内容并记录到笔记本上，在这个过程中，注意力在听觉、视觉和触觉之间被不断地进行重新分配。

●注意力的转移：是指个体将注意力有目的性地在不同任务之间或不同情境之间切换的能力。注意力转移速度的快慢是思维灵活性的体现。如：上课铃响起后，正常学生可以从放松的娱乐状态快速切换成精神集中的上课状态。

●注意力的广度：是指对任务或环境中多种不同重要信息的处理能力。如：扫一眼电话号码能注意到几个数字。

●注意力的抑制：是指能够抑制或忽略与当前任务无关的信息，以确保专注性能得到维持。如：上课时，尽管旁边同学的橡皮掉在地上了，但自己的注意力依然保持在老师讲课上。

二、什么是注意缺陷与多动障碍

注意缺陷与多动障碍，简称ADHD，其基本特征表现为持续性注意力不集中和/或多动的模式，且影响个体社会功能或发育。

ADHD是通过患儿在不同场合所出现的相同症状群（好动、注意力不集中、不能静坐、对立违抗、容易被无关事情干扰、丢三落四等）的综合性判断而做出的诊断。对 ADHD 的诊断无法像对躯体疾病如冠心病、糖尿病等一样，可通过明确的医疗检验数据得出。这使得一些家长质疑 ADHD 的诊断标准是否科学，从而不愿承认孩子是有缺陷的而最终耽误治疗，导致孩子在成长过程中养成较多的不良学习和生活习惯，甚至一直延续至成年，给孩子带来许多危害。

现代脑科学对于 ADHD 的研究日益深入，国内外均有全面的ADHD 诊断及治疗共识，证实 ADHD 是一种医学疾病。正视缺陷和疾病的存在，并且正确认识 ADHD 的症状群特征，是帮助 ADHD 患儿回归正常生活的第一步。

三、ADHD 的发展历史

ADHD 并不是一个新的病种，只是随着社会的进步和医疗水平的提高，ADHD 的症状以及这种疾病本身，才逐渐地进入我们的视野。对于 ADHD 的认识是早在 1775 年由德国医生 Melchior Adam Weikard 撰写的第一本描述具有多动症特征的教科书开始的，历时了 250 年的发展，期间经历了以下 5 个阶段。

1. 发现阶段（1775—1901）：这个时期，欧洲开始注意到有类似 ADHD 特征的疾病出现，并归纳出其相应的疾病特征，但还没有对其进行全面系统的科学研究。

2. 重视阶段（1902—1917）：1902 年，英国医生首次在科学期刊上描述了 ADHD 的相关症状，自此，ADHD 开始被学术界重视，并在 1917 年由西班牙神经学家和精神病学家 Gonzalo Rodriguez Lafora 提出，ADHD 可能是一种遗传的大脑疾病。

3. 深入研究阶段（1932 年至今）：随着大量研究者对 ADHD 的深入研究，人们发现儿童 ADHD 症状是由轻微脑功能障碍引起的，相关行为将会持续到成年期，并且发现药物治疗可以减轻 ADHD 症状。

4. 药物治疗阶段（1960 年至今）：人们开始用药物治疗 ADHD，并取得了显著的疗效，从 20 世纪 60 年代开始美国食品和药物管理局批准哌醋甲酯缓释片（利他林）用于 ADHD 的治疗。

5. 明确诊断标准阶段（1970 年至今）：ADHD 的诊断标准是在大量研究的基础上总结归纳出来的。曾经 ADHD 的诊断标准一度被批评为是主观的，因为它不是基于生物学测试标准。现代 ADHD 的诊断标准符合由 Robins 和 Guze 建立的精神障碍有效性的标准。原因如下：（1）在全世界各国范围内所有训练有素的专业人员就 ADHD 这种疾病本身存在与否已达成一致，并且均使用定义明确的标准进行诊断。（2）诊断有助于对疾病的预测。①患者可能伴随的其他共病问题（例如学业困难、人际交往困难、情绪障碍等）；②患者未来可能面临的风险（例如药物滥用的风险、危险驾驶的风险、性滥交的风险等）；③对治疗的预后（例如药物和非药物、社会心理治疗）；④家族后代遗传性。

四、ADHD 的流行病学

全球儿童 [1] 和青少年 [2]ADHD 的患病率为 5.9%~7.2%，成年期 ADHD 的患病率为 2.5%。我国儿童 ADHD 总患病率为5.6%~7.22%，男童患病率为 7.7%，女童患病率为 3.4%。有研究指出，男女发病率有明显差别的原因主要是由于 ADHD 是多基因遗传疾病，女童的遗传易感性阈值高于男童，只有相关遗传基因被表达时，女童才会出现 ADHD 症状。[3] 此外，ADHD 女童的临床症状大多表现为注意力不集中，不容易被家长或老师发现。ADHD 男童多为多动－冲动型，在学校及家庭中，老师及家长更容易观察到 ADHD 男童的多动－冲动行为。根据中国第七次人口普查数据，0~14 岁儿童数量为 25338 万人，15~59 岁人口为 89438 万人。尽管 ADHD 的患儿数为 1500 万 ~1950 万，但 ADHD 患儿的就诊率连10% 都不到，导致很多患儿错过了在低龄段治疗的最好时机。近两年，随着政府对 ADHD 的重视，大众媒体对 ADHD 科普的知识的宣传力度加大，更多的家长和老师已经能识别 ADHD 的症状，并意识到 ADHD 对孩子的危害性，从而及时带他们就诊。从各大儿童医院均开设有多动症门诊和学业困难门诊来看，现在大家对于 ADHD 早期干预的重视度有了很大的提高。

---

[1] 儿童：本书指0-12岁的幼孩，其中包含学龄前0-6岁的幼儿与学龄期6-12岁的孩子。

[2] 青少年：本书指12-18岁（有时延至20岁）的孩子，即处于青春期的孩子。

[3] 李世明，冯为，方芳，等.中国儿童注意缺陷多动障碍患病率Meta分析[J].中华流行病学杂志，2018，39（7）：993-998.

第二章

ADHD 的
发病原因

目前研究认为，ADHD 是由遗传、环境和社会因素导致的大脑神经网络功能障碍。遗传、环境和社会因素通过改变神经递质的传递发挥作用，神经递质的不平衡和神经网络功能障碍共同引起 ADHD 症状群。

一、遗传因素

根据既往大量的家系、双生子与寄养子的遗传学研究，已经证实基因和环境的相互作用是导致患 ADHD 的主要原因，ADHD 患病的遗传率为 75%~90%。

2018 年，《自然》杂志子刊《自然遗传学》中刊登了一篇名为 *Discovery of the first genome-wide significant risk loci for attention deficit/hyperactivity disorder* 的研究性文章。文章的主要内容是关于 ADHD 疾病的全基因组研究，分析了来自美国、中国、澳大利亚三国，以及斯堪的纳维亚半岛 20000 多例 ADHD 患者和 35000 多例没有 ADHD 的个体的 DNA。这项研究发现了多个与 ADHD 相关的遗传变异的风险基因，研究显示，ADHD 是由多基因遗传变异叠加导致的，虽然每一种变异对患 ADHD 风险的影响都很小，但多种影响叠加在一起则大大增加了患病风险。ADHD 与遗传相关的另一个证据是 ADHD 患者的亲生父母中，至少有 40% 表现出明显的成年人 ADHD 症状。如果父母其中一方患有 ADHD，孩子则有 1/3 的可能性患上

ADHD；如果父母双方都患有 ADHD，孩子患上 ADHD 的可能性就是 2/3。这些数据都显示 ADHD 的患病主要原因是家族遗传。

ADHD的多基因风险还与其他一些精神疾病（例如精神分裂症、抑郁症、双相情感障碍、孤独症谱系障碍、品行障碍、饮食失调、成瘾症、物质使用障碍）以及躯体疾病（例如湿疹、偏头痛和肥胖症等）之间共享部分遗传和环境因素。这些疾病之间共享遗传和环境风险，在生物学的致病路径中也具有共同的病理生理学特征，这些致病路径使大脑神经网络发育失调并产生导致ADHD及其共病发作的大脑变异。关于这一点，后续讲到ADHD的共病时我们将详细描述。

二、环境相关因素

除了遗传因素之外，外界的一些不良环境因素也会增加儿童患ADHD 的风险。例如：

1. 在胎儿或儿童期，孕妇或孩子间接接触或吸入少量重金属铅或汞等；

2. 母亲在怀孕期间吸烟、酗酒（风险增加 50%~60%），或有妊娠期高血压（风险增加 22%），或服用药物对乙酰氨基酚（风险增加 33%）、抗癫痫药物丙戊酸钠（风险增加 50%），或母亲维生素 D 水平较低（风险增加 50%）；

3. 婴幼儿期孩子长期接触邻苯二甲酸盐和双酚 A，这两种物质常出现在婴儿奶瓶、吸管杯、安抚奶嘴和磨牙棒等日常生活中使用的许多塑料制品中，尤其在加热或长时间使用的过程中，这两种化学物质都可以从塑料中渗入液体或食品中；

4. 胎儿或幼儿期的孩子在低水平的有机磷酸盐农药（比如杀虫剂、化肥、除草剂等）环境中暴露（风险增加 55%）；

5. 母亲流产的次数也与孩子患 ADHD 有一定的相关性，流产 1 次风险增加 9%，流产 2 次风险增加 22%；

6. 摄入过多的食品添加剂会强化 ADHD 的症状。[①]

三、社会相关因素

社会相关因素也会增加 ADHD 的患病风险。

1. 怀孕期间失去近亲的妇女所生的男孩患 ADHD 的概率是正常妇女的 2 倍；

2. 父母滥用药物、实施犯罪，儿童患 ADHD 的风险增加近 1 倍；

3. 儿童在遭受虐待或被极端忽视的情况下也会增加患病风险；

4. 夫妻关系好坏、父母受教育程度高低和家庭收入都与儿童患 ADHD 有一定的相关性。

---

① Faraone SV, Banaschewski T, Coghill D, et al. The World Federation of ADHD International Consensus Statement: 208 Evidence-based Conclusions about the Disorder. Neuroscience & Biobehavioral Reviews,2021（128）:789-818.

四、大脑的结构和功能异常

近年来，随着静息态脑功能连接技术（rsFC）和功能性核磁共振成像技术（fMRI）的快速发展，我们对大脑的形态、神经组织和网络功能等都有了更深的认识。

（一）大脑结构的变化

ADHD 患者在儿童期总皮质表面积比正常儿童的略少。研究发现，在患有 ADHD 的儿童中，大脑的额叶、扣带区和颞叶的皮质表面积较正常对照有所减少。（见图 2）尤其是颞叶皮层，不仅表面积减少，其厚度也相对较薄。[1] 在对 23 个队列的 3242 例样本的分析中发现，ADHD 患儿大脑的一些皮质下区域，即基底神经节、杏仁核、海马体和颅内体积较小。有研究者从患儿 6 岁开始研究，一直随访研究到 9 岁以上，结果发现 ADHD 患儿前额叶皮层的最大厚度大约有 3 年或更长时间的发育延迟。此外，在青少年期间，皮质体积还与一些 ADHD 症状存在显著相关性。对于大脑基础结构的认识，如前额叶皮质、枕叶、顶叶、颞叶、杏仁核以及海马体等，在我们的另一本科普书《大脑与我们的情绪》中有详细的描述，感兴趣的读者可以进行阅读，本书就不详细说明了。

---

[1]　Hoogman M, Muetzel R, Guimaraes J P, et al. Brain lmaging of the Cortexin ADHD: A Coordinated Analysis of Large-Scale Clinical and Population-Based Samples. American Journal of Psychiatry,2019（176）:531-542.

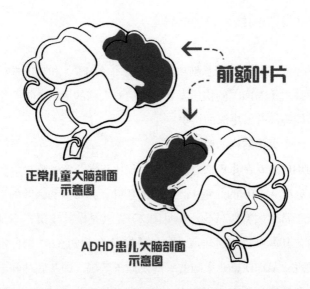

图2 大脑皮质发育示意图

当 ADHD 患儿成年之后，随着大脑发育的完善，有的与正常人大脑的影像学差异基本消失，或是只有极微小的差异。然而，有些成年 ADHD 患者的核心症状群（如：注意力不集中、冲动、易于焦虑与抑郁、人际交往障碍等）并未减轻，甚至更严重。为什么会出现这种情况，在"成人 ADHD"一章中我们会详细分析。

（二）大脑神经元网络功能的变化

生活在当代社会，我们拥有发达的社交网络，不管相隔多远，朋友之间都可以通过手机来实现信息的互相传递。想象一下，大脑的神经元网络，就像是一个庞大的社交网络，只不过这个社交网络不是人与人之间的连接，而是神经元（脑细胞）之间的连接。大脑神经元网络的工作方式有点类似这个情景。

　　大脑神经元网络具有多种功能，这些功能协同工作，支持我们的感知、思维、情感和行为。在不同功能和状态下，大脑神经元网络有不同的活动模式和连接方式。研究发现，注意网络、默认模式网络、任务模式网络、体感网络、情感网络和视觉网络等均与ADHD相关。

　　1. 大脑的注意网络就像大脑里的"指挥棒"，它帮助我们在不同的情况下集中注意力。注意网络帮助我们注意到最重要的信息，而忽略掉不太重要的东西。当你专注于做某件事情时，注意网络就会帮助你把其他不相关的事情排除在外，让你能更好地处理当前的任务。它就像是一盏聚光灯，把注意力放在你正在做的事情上。

　　2. 大脑的默认模式网络就像大脑的"梦想模式"。想象一下，当你不需要专注于某件特定的事情时，你的大脑就会像在发呆一样活动。这时，它会自由地探索回忆、构思未来，或者思考一些有趣的想法。就像你在休息时会开始幻想，这个网络在你不专注于任务时会启动，让你的思维自由流动。大脑的默认模式网络与许多高级认知和情绪加工有关，例如自省、记忆、注意力调节、理解他人的思维模式等。

　　3. 大脑的任务模式网络负责处理和执行特定的任务。它可以根据需要切换不同的任务模式，以帮助我们完成各种各样的活动。类似于我们在日常生活中不断切换不同的任务和角色。

　　4. 大脑的体感网络就像一个信息处理中心，它帮助我们感知和理解世界。这个网络接收来自我们五个感觉器官（视觉、听觉、触觉、嗅觉和味觉）的信息，然后把这些信息整合在一起，以便我们可以感受到周围的事物和情况。体感网络也是大脑短时记忆的重要组成部分，我们的短时记忆临时储存于五个感觉器官中，最后再经过情感网络与长时记忆系统整合处理后变成富有情感体验的长时记忆。

5. 大脑的情感网络（见图3）是控制我们情绪和感受的"情感大管家"。它是由多个部分组成的，每个部分都有不同的任务。

杏仁核：大脑的"火灾报警器"，它可以感知潜在的威胁或好消息，然后触发我们的情感反应，比如恐惧、愤怒或快乐。

前额叶皮层：这部分就像我们的"情感管理中心"，它帮助我们控制和理解自己的情感，并做出合适的决策。它还有助于我们理解他人的情感，与他人建立良好的关系。

扣带皮层：这个区域就像是我们的"情感疼痛处理器"，它有助于我们处理痛苦、焦虑和其他不适的情感，就像是给我们的情感提供了一个疏散通道。

海马体：这部分可以看作是我们的"情感记忆库"，它帮助我们将情感与特定的记忆联系起来，这样我们就可以回忆起以前的情感经历。

丘脑：丘脑就像是我们的"情感邮递员"，它负责将感觉信息传递给其他情感相关的大脑区域，帮助我们对外部情感刺激做出反应。

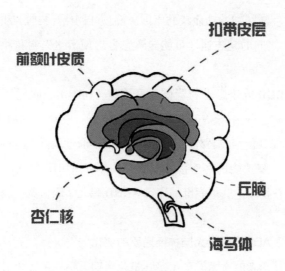

图3　大脑的情感网络示意图

6.大脑的视觉网络就像是信息处理工厂。当我们看到事物时，这个网络负责处理并理解我们眼睛传输给大脑的视觉信息，并将这些信息分配给其他各个神经网络进行深度加工与处理。

许多研究显示，默认模式网络在 ADHD 患者中表现为过度激活，当个体任务模式网络被激活时会被默认模式网络异常插入或干涉，导致个体表现为注意力不集中和分心。默认模式网络在 ADHD 中也常出现内连接较弱，可能是患者内心活动整合机制薄弱。这是近年来最令人关注的 ADHD 神经科学的发现之一。

额顶叶网络（FPN）与默认模式网络（DMN）和腹侧注意网络（VAN）区域之间存在不平衡的相关性，这可能与 ADHD 患者注意力不集中的症状有关。研究还发现前述三个网络与体感网络（SSN）和情感网络（AN）之间的连接不畅，这种异常可能是 ADHD 患者的运动过度活跃和冲动症状的原因。额顶叶网络（FPN）和情感网络（AN）之间的超连通性可能导致患者出现情绪失调和冲动性的症状。

在 ADHD 成年患者的背侧注意网络（DAN）、腹侧注意网络（VAN）和体感网络（SSN）中，小脑表现出更广泛更强大的功能连接，而 ADHD 患儿的与左背外侧前额叶皮层的连通性较低。这些发现提示大脑 – 小脑功能网络连接体的相互作用在 ADHD 患儿的神经机制中的潜在作用，这可能也是导致 ADHD 患儿手眼协调性较差的重要原因。

（三）ADHD 患者大脑神经递质的变化 [1][2][3]

ADHD 患者的大脑发育（尤其是儿童期）不稳定，会引起多种神经递质的合成、分泌、传递以及与受体结合等诸多环节出现异常，因此可能导致患者出现 ADHD 的症状群。作用最明显的神经递质主要有六种，分别是：多巴胺能、5- 羟色胺能、肾上腺素能、胆碱能、谷氨酸能和 r- 氨基丁酸能，并且它们与环境因素以及相互之间都可发生作用，产生正反馈或负反馈。

---

[1] Mueller A, Hong D S, Shepard S, et al. Linking ADHD to the neural circuitry of attention[J]. Trends in cognitive sciences, 2017, 21(6): 474−488.

[2] Robbins T W, Arnsten A F T. The neuropsychopharmacology of fronto-executive function: monoaminergic modulation[J]. Annual review of neuroscience, 2009, 32: 267−287.

[3] Dunn G A, Nigg J T, Sullivan E L. Neuroinflammation as a risk factor for attention deficit hyperactivity disorder[J]. Pharmacology Biochemistry and Behavior, 2019, 182: 22−34.

1. 多巴胺。

多巴胺在 ADHD 的发病机制中具有重要作用。多巴胺具有调节情绪、参与奖励机制、控制运动等作用。多巴胺能神经元广泛分布于大脑各区域，前额叶皮质多巴胺信号功能障碍会导致注意力不集中和计划组织能力薄弱。但最重要的多巴胺能系统位于中脑边缘系统，边缘系统对于情绪产生与调节、记忆、学习、运动和执行功能来说都很重要。因此，多巴胺系统的正常与否会直接影响个体的精神状态、记忆效率、学习动力和内源性动机等。与健康个体相比，ADHD 患者几个大脑区域的多巴胺受体密度均较低，提示多巴胺水平异常是导致 ADHD 症状群的重要原因之一。

多巴胺与奖励机制密切相关。奖励机制有三个主要功能：（1）奖励诱导积极完成的行为（而惩罚诱导逃避、退缩的行为）；（2）用最短时间、最节省能量和资源的方式完成目标；（3）适当的奖励能唤起愉悦的情绪和完成目标的动力，频繁而过度的惩罚则唤起厌恶、痛苦和恐惧的情绪以及拖延、逃避的行为。

一系列的实验室和临床证据证实，外界环境对个体适度的奖励刺激，以及个体对奖励的预期，都可以激活大脑中多巴胺系统，使之运行并形成一系列的神经通路，以调节对行为和运动的正反馈控制。同样，外界环境对大脑过度或不当的奖励刺激（如酒精刺激、毒品、高强度持续性的物质奖励、游戏、网络内容刺激等）也会让个体对多巴胺产生依赖，导致成瘾。另外，神经元连接中准确的多巴胺能信号传导对于正确的突触可塑性和认知功能产生必要的正反馈作用，如果突触传递的多巴胺能调节受损，则会产生负反馈作用，例如精神分裂症、ADHD 和强迫症等。

2. 血清素。

血清素主要通过 r- 氨基丁酸能神经元在大脑额叶皮层中发挥作用，还可以与多巴胺、谷氨酸和乙酰胆碱相互作用。血清素传递的信号可调节认知、行为和免疫力。血清素在儿童发育过程中的异常可以改变大脑的功能，从而导致行为改变，如抑郁、焦虑、冲动、暴力和食欲不振。血清素分泌异常也可能是导致 ADHD 患者情绪波动大、冲动、有暴力倾向以及品行障碍的原因之一。

3. 去甲肾上腺素。

去甲肾上腺素对认知、记忆和压力调节都很重要。转运蛋白对突触前膜的去甲肾上腺素的过度再摄取会导致突触连接处去甲肾上腺素耗竭，引起去甲肾上腺素在神经信号传递过程中出现异常，从而出现 ADHD 患者过于敏感、压力耐受较差等临床特征。

4. 乙酰胆碱。

神经递质乙酰胆碱在介导运动控制、学习、注意力和记忆的大脑回路中具有关键作用，如果它在神经元相互作用中出现异常，则会导致多动、注意力不集中等 ADHD 症状。

5. 谷氨酸和 r- 氨基丁酸。

谷氨酸是大脑中主要的兴奋性神经递质，参与 ADHD 相关的多种发生机制：大脑的发育、神经元活动的调节、多巴胺信号传导的调节、突触可塑性、记忆与学习的形成，谷氨酸通过双向调节多巴胺信号在 ADHD 的发生机制中发挥作用。r- 氨基丁酸是大脑中的一种抑制性神经递质，参与调节多巴胺代谢。

综上所述，遗传、环境和社会因素导致大脑单个神经信号传递出现异常传递、由神经元组成的神经网络发育不平衡，使得 ADHD 的诸多症状表现出长期多样性的变化，给后续的治疗带来了很多不稳定因素以及不可控的影响。

五、大脑执行功能异常

对于 ADHD 患儿来说，无论是大脑各部分结构发育不平衡、神经网络功能紊乱，还是神经递质分泌异常，所导致的 ADHD 症状群出现，最终在个体功能上表现出来的缺陷都是大脑执行功能异常。

大脑执行功能是指一系列认知行为能力，这些能力能够实现和驱动以目标为导向的行为，包括工作记忆、抑制控制和自我控制、灵活转换和流畅度。这些功能协调作用形成高级认知行为结构，如学习能力、运动执行能力、情绪控制能力、社交能力、意识执行能力、计划和组织能力等。完整的大脑执行功能依赖于整个大脑各个结构（皮质、边缘系统和小脑等）、分布式神经网络（默认模式网络、任务模式网络、情感网络等）以及神经元间的信号（包括电信号和化学递质）传递。

ADHD 症状群主要表现为大脑执行功能障碍，直接影响工作记忆、抑制控制和自我控制、灵活转换和流畅度。接下来我们将逐一讲解大脑的这些核心功能。

（一）工作记忆

工作记忆是指对已知和新信息提供临时存储（短时记忆）和处理的能力，用于支持思考、决策、言语理解、注意力等高级认知功能。类似计算机的缓存，缓存越大，计算机的中央处理器（CPU）

调取数据和运行速度就越快。工作记忆的特点如下：

1. 工作记忆里面的信息维持时间非常短暂，一般只有数秒至数十秒，相当于电脑内存中的缓存。

2. 工作记忆的容量是有限的，一般最多只能同时处理 4~7 个项目。

3. 工作记忆不仅是短时记忆，还包括信息处理的过程，如：连接、转换和集中注意力等。

工作记忆是实现大脑高级认知功能（如情感理解、逻辑分析和深度思考等）的基础，是个动态发展的过程。工作记忆与认知功能息息相关，这些相关的认知功能包括注意力、言语理解、推理、计划、流体智力（智商）和问题解决能力等。因此，工作记忆缺陷可能表现为注意力不集中、分心、言语理解困难、计划性差以及智力水平不高等。

工作记忆具有以下主要作用：

1. 信息的临时存储：暂时存储需要处理和加工的信息，如数字、字母、图像和语言等，以便我们能够更有效地处理这些信息。

2. 信息的加工和操作：对存储的信息进行加工和操作，如将信息分解为更小的组成部分、对信息进行分类和编码等，以便更好地理解和记忆。

3. 决策和问题解决：在进行决策和问题解决时对相关信息进行快速检索和比较，以帮助个体做出最佳的决策和提出最佳的解决方案。

4. 言语理解和表达：工作记忆在言语理解和表达中也发挥着重要作用，包括将听到或读到的语言信息进行存储、加工和操作，使用已知的语言规则对这些信息进行语言解析和构造等。

5. 学习和记忆：工作记忆在学习和记忆中也扮演着关键角色，如暂时存储和加工新学习到的信息，将这些信息与已知的知识进行连接和整合等。

（二）抑制控制与自我控制

抑制控制也可简单理解为抑制习惯性反应，这里说的"习惯性反应"是一个中性短语，是指在以前已经习得的方法、行为方式、自动反应和习惯的影响下，比如看到零食就打开包装，看到抽屉就拉开翻看，有人问问题就回答等，不假思索就开始行动的下意识反应。抑制习惯性反应是正常孩子所具有的一种本能，他们能在不同场合和规则下主动控制自己的行为和反应方式来适应环境的要求和不同的规则，比如别人的零食就不能随便吃，到了别人家不能随意翻看别人的抽屉，老师提问时要等老师抽叫到后才回答等，而且能够主动忽略与当前任务不相关的信息与刺激。

ADHD 患儿抑制习惯性反应的能力是不足的，对于他们已经习惯的行为在环境或是规则改变后，他们依然会自动做出和以前一样的反应，比如看到别人的零食也会去打开吃掉（在没有明确不能吃的情况下），到了别人家会随意翻看抽屉，上课老师提问时会不等抽叫便直接回答问题等。此外，他们经常无法主动忽略与当前任务不相关的甚至是惩罚性的信息或刺激，比如，尽管老师反复强调上课时不能东张西望，但相隔很远的同学的橡皮掉地上还是能让 ADHD 患儿回头看一眼，这让他们很难集中注意力。再如，ADHD 患儿与同学玩耍时，同学可能只是开了一个无关紧要的玩笑，但 ADHD 患儿就会认为这是一种对自己的冒犯，并可能因此产生攻击性行为等。

抑制控制包括以下 6 个方面：

1. 持续关注和注意力抑制：抑制其他干扰性的信息，以保持对当前任务的关注和注意力。

2. 反应抑制：抑制不必要或不适当的反应，以适应当前的环境和任务需求。例如，在红灯亮起时抑制开车的冲动反应，以适应交通规则。

3. 调节情绪：抑制不合时宜的情绪反应，以更好地适应环境和任务需求。例如，在面对挫折时抑制消极情绪的反应，以更好地适应挑战。

4. 社会规则遵守：抑制不适当或不礼貌的社交行为，以符合社会规则和社交礼仪。

5. 内部干扰抑制：抑制内部干扰性思维（意念漂移、焦虑和压力）和脑内想象，以更好地执行任务。

意念漂移是指思维随意地从一个主题或任务移动到另一个主题或任务，无法保持连续性和集中性。脑内想象是指在大脑中自主创造图像、场景和情境等，这种想象能够干扰个体的思考和注意力。

6. 工作记忆抑制：抑制工作记忆中不相关的信息，以更好地保持和更新需要的信息。

自我控制涉及以下 5 个方面：

1. 抑制冲动：在面对诱惑或者紧急情况时，能够控制自己的冲动，不做出冲动的行为，如忍住不吃零食，不在工作时间进行个人娱乐等。

2. 延迟满足：能够推迟自己的需求和欲望，以更好地达成长期的目标，如将金钱用于长期投资而非短期消费。

3. 规划和目标设置：能够明确自己的目标和行动计划，以便更好地控制自己的行为和思维。

4. 情绪调节：能够认识自己的情绪并加以调节，以使其不影响行为或决策。

5. 自我监控和反思：能够对自己的行为、情绪和思维进行自我监控和反思，并不断调整和改进。

抑制控制与自我控制是大脑前额叶皮质的重要功能，在大脑前额叶皮质发育不是很完善的儿童青少年时期，抑制控制与自我控制的能力是不足的。抑制控制与自我控制是相关但不完全相同的概念。抑制控制是指大脑抑制或控制某些行为或思维的能力，以更好地适应当前的任务或情境。自我控制则是指个体对自己的行为和情绪进行调节和控制的能力，以实现自己的目标和价值观。它们虽然都涉及大脑对行为和情绪的控制和调节，但侧重点略有不同。抑制控制侧重于大脑对外部行为和内部思维的抑制和调节，使其更加适应任务需求和环境变化。例如，在一个需要集中注意力的任务中，大脑需要抑制其他干扰性思维和行为的打扰，以完成任务。自我控制则侧重于个体对自己的行为和情绪的调节和控制，以实现自己的长期目标和价值观。例如，在面对诱惑或挫折时，个体需要调节和控制自己的行为和情绪，以避免短期利益的诱惑或情绪的失控，实现自己的长期目标。

抑制控制包括了大脑在行为、思维、情绪等多个方面上的抑制和调节能力，这些能力都是适应复杂环境和完成复杂任务所必需的。自我控制包括了抑制控制，同时也包括了规划和目标设置、情绪调节、自我监控和反思等多个方面。ADHD 患者在抑制控制和自我控制方面的能力是很弱的，所以会出现很多的伴随症状，直接影响患者诸多社会功能和高级认知功能，尤其是在情绪控制方面。

情绪是由大脑边缘系统产生并调节的。大脑边缘系统包括杏仁核、海马体和下丘脑等结构，它主要的功能包括情绪调节、记忆编码、生理调节、学习与适应。前额叶皮质和大脑边缘系统在生理结构上有着密切的联系，并且两者之间存在着相互联系的神经通路。前额叶皮质–杏仁核通路将情绪信息传递到前额叶皮质，影响人的情绪调节和决策能力。前额叶皮质–海马体通路将记忆信息传递到前额叶皮质，帮助个体在制定决策和行动计划时使用过去的经验。前额叶皮质–下丘脑通路将生理信息传递到前额叶皮质，调节人的生理状态和行为反应。这些神经通路之间相互协同和相互抑制。

相互协同主要体现在面对复杂的决策任务时，前额叶皮质和杏仁核之间交互作用，共同调节情绪和行为反应，稳定的情绪输出可以促进前额叶皮质功能更加活跃，帮助个体更加理智地权衡利弊，做出更合适的决策。相互抑制主要体现在前额叶皮质可直接抑制大脑边缘系统的活动，这种抑制作用能够降低情绪和动机因素对认知和行为的干扰，促进个体更好地控制情绪和行为反应。大脑边缘系统也可以对前额叶皮质进行抑制，降低前额叶皮质的活动水平，影响个体的决策、逻辑和计划等能力。

ADHD患儿的前额叶皮质发育迟缓，对大脑边缘系统的抑制能力薄弱，从而导致对大脑边缘系统所产生的情绪无法很好地控制。例如：患儿容易陷入低落的情绪中并很难出来；哭闹的时间很长且很难停下来，即使患儿自己可能不想哭了，但就是无法控制住；在很开心的情绪下，也会高兴得手舞足蹈停不下来，久久不能平静；

在遇到不开心的事时很容易因情绪激动而做出出格的行为等。

（三）灵活转换

灵活转换在本质上是以工作记忆（快速存储和处理临时信息）和反应抑制（主动控制自动反应和行为习惯）为基础的能力。灵活转换的能力说明了大脑的各项执行功能不是各自独立运行的，而是相互依赖和相互配合的。正常个体会根据不断变化的环境和需求而改变注意力和调整行为，并可以在两项不同操作规则的任务和心理定势间灵活转换，完成同一认知资源任务并能保持正常情绪。

ADHD 患者在这方面的缺陷主要表现为僵化的思维、固执刻板的行为和突然的转换所带来的难以控制的恶劣情绪。他们在出现任务、环境和原计划突然发生改变时，往往难以快速转换思维以适应新任务、新环境和新计划，故而产生较为强烈的情绪反应。

（四）流畅度

流畅度是指个体在特定时间段内最大限度地处理语言或视觉信息的能力。最常见的流畅度任务类型分别是分类、词语运用和设计。流畅度也可以看作是完成任务的效率和能力，它更加依赖于工作记忆、抑制反应和灵活转换的能力。

ADHD 患者在这方面能力的不足会导致更多细节的遗漏与疏忽，如错看数字，阅读时常漏字、跳字，无法分清任务的优先顺序而导致混乱的局面等。所以我们经常能看到 ADHD 患者在做事时出现主次不分、混乱无序、手忙脚乱以及顾头不顾尾的情况，他们会因此产生强烈的挫败感和无助感，容易导致情绪崩溃。

以上，我们从大脑的结构到功能，详细分析了 ADHD 可能的发病原因和症状群产生的机制，这可以让我们更好地理解 ADHD 患者所出现的具体症状和表现。随着 ADHD 患者年龄的增长和大脑发育的完善，约 50% 的患者的多动症状可以减轻，但由于在整个儿童青少年期未得到及时的干预和治疗，加之家长和学校不正当的教育方式，患者没有形成良好的生活、学习和行为习惯，导致 ADHD 核心症状以及伴随症状（如注意缺陷、计划组织性差、身体协调性差、情绪波动大、冲动难以抑制等）依然存在甚至有所加重，一直持续到成年期，从而引起更多的问题。

微信扫码
❤ 误区纠正
❤ 症状自测
❤ 深度分析
❤ 方法支招

第三章

社会发展
与 ADHD

人类的自我奖励与自我激励机制是一种生存的本能，主要通过神经递质的合成、释放和分解来影响中枢神经系统，其中最主要的神经递质为内啡肽和多巴胺。

内啡肽是一种内源性的神经肽，主要作用是镇痛和止痛。内啡肽的释放可以通过多种方式激活，例如疼痛、运动、食物、音乐和社交互动等。在运动过程中，内啡肽的产生会让人感觉愉悦和有成就感，这种感觉也被称为"运动的快感"。内啡肽是一种短暂性的神经递质，随着刺激的消失，它的作用很快就会消失。

多巴胺是一种单胺类神经递质，主要参与调节运动控制、奖励机制和情绪产生等。多巴胺的释放通常是由愉悦、兴奋等积极的体验和情感刺激所引起的，它的作用持续时间较长，从而产生相应的生理和心理效应，例如愉悦、兴奋和动力充足等。

一、远古时代

在人类进化之初的远古狩猎时代，我们的祖先为获得生存必需品，主要靠狩猎和采摘。狩猎的主要方式不是使用工具直接杀死猎物，因为那个时期的工具通常不足以一击致命，而且面对的猎物往往比人类的体形大得多，例如野牛、驯鹿和猛犸象等大型野兽。在许多情况下，狩猎是通过长时间（通常需要几天甚至十几天）的追逐来消耗这些大型野兽的体力，使它们最终无法抵抗，以便捕获或杀死它们。

如果没有自我激励的能力，无法保持兴奋和警觉，人类族群可能就无法延续至今了。在日常的追逐狩猎中，个体通过剧烈的奔跑不断地释放内啡肽，这有助于减轻个体的疼痛感，同时也能够产生一些愉悦感、放松感和满足感等。这使得我们的祖先能够坚持不懈地追赶猎物，直至其疲惫到无法反抗。当狩猎成功时，族群能够得到大量的食物，此时个体的愉悦、兴奋等积极的体验会刺激多巴胺的释放，从而使个体产生强烈的快感和充足的动力。（见图 4）这种强烈的记忆使得人类在下次的狩猎过程中又会产生充足的动力和强烈的目标感，从而形成良性循环，最后的结果就是人类最终成为地球的主宰。这种自我激励还来源于生存的压力，生存的压力来源于必须完成的目标，如果无法完成目标，很有可能族群就无法熬过下一个冬天。所以说动力不光来源于自身内分泌系统的调节，同时还来源于外界适当的压力。

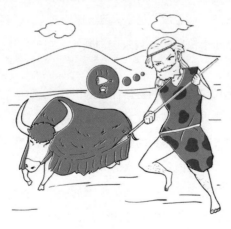

图 4

我们简单地总结一下我们祖先狩猎过程中，自我激励机制是如何发挥作用的。在长时间奔跑追逐的过程中不断地释放短暂性的内啡肽，让个体在减轻疼痛感的同时产生成就感和满足感，支撑其完成狩猎的目标，最终，狩猎成功后兴奋、愉悦的情感又刺激多巴胺的释放，使个体产生相对持久和强烈的快感和满足感，并形成愉悦的记忆，激励个体在下次的狩猎中更有动力。同时，生存的压力也会驱使个体努力完成任务以实现族群的延续，这种生存的压力就是一种社会自发性的约束力。

二、当今时代

人类社会文明的巨大进步，并不意味着人类自身结构也发生了巨大的变化。随着生产力的大幅提升，和平地区的人类已经不再为生活必需品发愁，更不会用狩猎的方式获得食物。对于通过不断的努力来实现的内啡肽类成就感弱刺激的积累从而获得物质上的满足所产生的多巴胺类快感的强刺激这种顺序，在现代社会似乎已经反过来了。

（一）现代家庭教育的整体性误区

父母们需要重新审视现代家庭的生活方式：我们的生活中是否充斥着过多的很容易就得到的强刺激，使得孩子们在习惯这种强刺激的生活方式后，在面对弱刺激时完全无法调动自己的专注力、自我抑制、自我激励和目标感等与生俱来的能力？答案是肯定的。正常的孩子尚且如此，更别说本身就缺失这些能力的 ADHD 患儿了。

生活中常见的强刺激都有哪些呢？各种各样新奇的玩具、零食、饮料，旅游中眼花缭乱的游玩项目，可无节制浏览的动画、短视频，随叫随到的外卖食品，在琳琅满目的商超里想要什么买什么，家长们互相攀比的生日派对、节日聚会等。父母们可能已经习以为常的生活方式，让孩子们在享受生活的同时刺激了大脑，使之毫无节制地释放多巴胺。这些强刺激可能并不仅仅是满足孩子们，使他们实现拥有一个快乐童年的愿望，更多的是满足父母们享受生活的欲望。殊不知这样的生活模式会让孩子们在面对弱刺激时，完全提不起兴趣和产生动力，甚至会有抵触的情绪和行为。

哪些是常见的弱刺激呢？它包括读书、学习、家务劳动、一切需要自己付出一点点努力才能解决的困难、无聊时光的消磨以及睡觉等。读书、学习都是相对静态的，家务劳动是每天都要面对的相对枯燥的，困难在于除了枯燥，还要付出专注力且可能随时要面对失败。为什么无聊时光的消磨和睡觉也算弱刺激呢？在无聊的时候，我们的大脑会自动开启默认模式网络，其实这是自我反思的过程。睡觉是恢复精力的最好方式，但它很占时间，占用了"强刺激"的时间。这些弱刺激行为才是孩子们成长过程中最重要的动力源泉。但如果孩子们习惯了强刺激的生活方式，当面对这些日复一日的弱刺激时，他们的大脑很难被这些弱刺激激活从而保持兴奋。随着年龄的增长，他们面对的学业负担越来越重、困难越来越多，超出了孩子们的解决能力范围时，就会有诸如学业困难、情绪障碍、自我激励不足、时间管理和计划性差等表现。

那是不是这些强刺激性的活动我们就都不要了，只做弱刺激的事情就可以帮助 ADHD 患儿？肯定也不是。我们所处的这个社会和时代，谁也无法避开这种充满强刺激的生活方式，但最重要的是要有节制。谁要有节制？我们一定要先把行为的主体搞清楚。在家庭教育中，最难改变的不是患儿，而是主要养育者（我们这里主要指的是父母，可能有一部分家庭会涉及老人）。这是由于 ADHD 这个疾病本身的遗传度非常高，也就是说，父母其中一方很可能也是 ADHD 患者，他们本身的行为方式可能就存在问题，只是由于他们幼时那个年代的局限性，社会对个体的学业要求不高的同时，还为其提供了很好的社会自发性约束力。

（二）以前孩子 ADHD 出现率低的原因

中国在 20 世纪 90 年代之前的物质生活水平还很低，大多数家庭只能解决温饱问题，没有富余的物资可以随意支配，更多的是被动计划。在那个年代，生活若没有计划，饿肚子的可能性是很大的。那个时候的教育方式也比较简单粗暴，孩子若不听话，多半少不了一顿揍，当时最流行的民间教育术语可能就是"三天不打，上房揭瓦"。鸡毛掸子在那个时代最常见的使用方式就是当便携式戒尺使用，因为用起来太顺手，而且粗细适度，在父母不需要使用很大的力气且不会让孩子们受伤的情况下能造成很好的疼痛感，对孩子们非常有震慑作用，所以家家必备。整个社会层面没有足够的物质和娱乐措施，大家基本上都过着想吃吃不到、想玩玩不了的生活。人们更多关注的是如何通过自己的努力来提高生活水平，那个年代孩子们的学习压力并没有现在这么大，学习之余还要从事大量的家务劳动。在这样的生活状态下，孩子们逐渐在漫长的生活中学会了忍耐和专注，所以即使患有 ADHD，也不会对生活和学习造成太大的影响，这就是社会自发性约束力。

随着中国社会经济 20 余年的高速发展，人民的物质生活水平迈上了一个大台阶。社会自发性约束力对于现在的父母和孩子来说已经越来越弱了，再加上多数家庭只有一个孩子，生活本身自带的疗愈性对于现在以及未来的孩子们来说，不仅已经没有作用，而且物质生活的富足、娱乐方式的多样化以及电子设备的不可控性给他们带来了更多的负面作用，即强化了 ADHD 症状群。因此，父母自身必须对强刺激的生活方式要有节制！只有父母先约束好自己的欲望，才能把这种认知和行为方式在日常的生活中潜移默化地教给孩子。儿童和青少年的行为模式主要通过模仿获得。青春期前的青少年主要模仿对象是父母，这是成长过程最重要的时期。青春期的青少年会根据之前习得的认知和经验形成自己的朋友圈，这个时期的孩子主要模仿朋友以及他们崇拜的对象，但父母对他们的影响也是非常大的。在家庭教育模式中，ADHD 患儿治疗的效果更多地取决于父母的认知和行为方式。然而，父母作为成年人，认知和行为习惯已经非常固化，想要改变其实是非常难的。这也是为什么大多数父母在对 ADHD 患儿的日常教育中会有很强的挫败感，甚至变得焦虑和暴躁。

在教育孩子的过程中，多数父母更关注的是孩子的行为，而忽略了自己的行为。我们在面对很多求助的家长时，他们给我们反馈最多的就是"每天都教，教了不听啊""用了东西从来都不会放回原位""一点都不自觉""做的计划从来都不按时完成"等。当遇到这样的父母时，我们常常会反问他们："你们平时要求孩子的这些事情，你们自己做得如何？父母做得是不是都很好？父母有没有在孩子养成好习惯之前一直坚持监督孩子执行制定好的规则？"我们得到的答案往往也是统一的，他们都会难为情地笑着回答："我们做得也不好。"我们在教育的过程中，时时刻刻需要在我们与孩子之间放一面镜子，当我们想要指责孩子的行为时，我们先照照镜子看看我们有没有同样的问题；当我们想要教育孩子的时候，我们先照照镜子看看我们自己做好没有；当我们对孩子有很高的期望时，我们先照照镜子看看我们自己在什么高度上。当父母能客观地看待自己的时候，就迈出了真正能帮助孩子的第一步了，这就是父母需要的自我成长。这也是为什么在对 ADHD 患儿的治疗过程中，选择一个好的治疗团队非常重要，因为这样的团队在帮助孩子成长的同时，也能帮助家长快速成长。

第四章

ADHD 的
诊断标准

2013年，美国精神医学学会（American Psychiatric Association, APA）发布了最新版本的《精神障碍诊断和统计手册（第五版—修订版）》*The Diagnostic and Statistical Manual of Mental Disorders（Fifth edition,text revision）*（*DSM-5-YR*）（此书后文简称为*DSM-5*）。在*DSM-5*中取消了ADHD的亚型分类，将上一版《*DSM-IV*精神疾病诊断准则手册》中ADHD的三种亚型中的术语"亚型"替换为"表现"，以强调诊断是基于症状群的数量、严重程度和影响范围，而不是基于亚型分类。

这三种表现分别为注意力不集中（持续性注意力不集中症状）、多动－冲动（持续性多动和/或冲动症状）、持续性注意力不集中症状合并持续性多动－冲动症状。合并症状被认为是儿童青少年ADHD患者中最常见的表现。成人ADHD的诊断标准也已被纳入《精神障碍诊断和统计手册（第五版—修订版）》中。

一、ADHD 的诊断标准

ADHD 的诊断需要对过去和现在的症状以及功能障碍进行详细评估，不能仅仅依赖于评定量表、神经心理学测试或大脑成像方法，必须由具备专科医师资质执照的临床医生经过全面的综合检查和评估后，做出专业的诊断。

回顾性研究发现，ADHD 核心症状在 7 岁前常难以被识别，往往 7–12 岁才被发现。因此，*DSM–5* 在其诊断标准中已经将 ADHD 起病年龄从 7 岁以前延至 12 岁以前。ADHD 的诊断标准包括症状标准、病程标准、严重度标准和排除标准。诊断的步骤分为四个环节：病史采集、临床检查与评估、辅助检查、综合分析并结合诊断标准确定诊断。

《精神障碍诊断和统计手册（第五版—修订版）》中儿童（17 岁以下）ADHD 的症状诊断标准为注意力不集中或多动 – 冲动症状表现中存在任意 6 种或 6 种以上的症状，并持续存在 6 个月以上，即可初步诊断。

具体症状标准表现如下：

（一）注意力不集中

1. 经常不能关注到事务的细节或在功课、工作、其他活动中犯粗心大意的错误；

2. 经常难以将注意力集中在具体任务或集体活动上；

3. 经常让人觉得在面对面的交流中没有认真地倾听对方；

4. 经常不遵守规则，不完成家庭作业、家务或应该完成的其他任务；

5. 经常难以计划、组织任务和活动；

6. 经常害怕、逃避、不喜欢或不愿意做长时间需要脑力劳动的任务（如家庭作业）；

7. 经常丢失自己的物品（例如学习资料、铅笔、书籍、钱包、钥匙、眼镜和移动电话等）；

8. 经常容易分心（例如上课期间走神、东张西望等）；

9. 在日常活动中经常遗忘即将要完成的任务或事件。

（二）多动 - 冲动

1. 经常坐立不安、敲手、抖脚或在座位上乱动等；

2. 经常在需要保持坐姿的情况下离开座位；

3. 经常在不适宜的场所中跑来跑去或攀爬（青少年或成人可能仅限于感到不安）；

4. 经常无法安静地玩耍或参加娱乐活动；

5. 通常在旅途或活动中表现得精力过盛；

6. 经常说话过多、口若悬河；

7. 经常在别人的问题问完之前脱口而出答案；

8. 经常难以等待，不喜欢排队；

9. 经常打扰或打断他人（例如在别人正在对话或做事时）。

成人 ADHD 的诊断标准为注意力不集中或多动 - 冲动症状表现中满足任意 5 种及 5 种以上即可初步诊断。

中国在 2015 年 12 月发布了《中国注意缺陷多动障碍防治指南（第二版）》，第二版指南名称从第一版的"儿童注意缺陷多动障碍防治指南"修改为"中国注意缺陷多动障碍防治指南（第二版）"，着重强调了成人 ADHD 的临床表现与儿童期 ADHD 相似。虽然多动症状会随年龄增长、大脑发育成熟而减轻，但注意缺陷、冲动等内心不安的主观体验明显加重。

《中国注意缺陷多动障碍防治指南（第二版）》中对于 ADHD 的诊断，主要参照 DSM-5 的标准，并增加了场所和时间条件，具体如下：

1. 核心症状至少存在于两个或以上场合，例如学校、家中、诊室等；

2. 在 12 岁以前，注意缺陷和 / 或多动 – 冲动相关症状（各 6 种及以上）至少持续出现 6 个月，且严重程度与发育水平不一致。

同时，强调了重视 ADHD 的诊断线索，例如：

1. 学龄前期过分喧闹和捣乱，不好管理，影响他人，惹人厌烦；

2. 学龄期很难安静，好动和注意力不集中；

3. 青春期易冲动，做事不考虑后果，经常跟父母顶嘴，与老师争执等。

二、ADHD 的排除标准

从 1996 年出版的 *DSM–IV* 到 2024 年出版的 *DSM–5*，ADHD 的排除标准有了一些变化。

DSM–IV 排除标准为：症状不是出现在广泛性发育障碍、精神分裂症和其他精神病性障碍的发病期间，且不能被其他精神障碍解释（如心境障碍、焦虑障碍、解离性障碍和人格障碍）。

DSM–5 排除标准为：症状不是出现在精神分裂症和其他精神病性障碍的发病期间，且不能被其他精神障碍解释（如心境障碍、焦虑障碍、解离性障碍、人格障碍、物质中毒和戒断）。

与 *DSM–IV* 相比，*DSM–5* 不再把广泛性发育障碍作为排除标准。

轻度智力残疾和低智商可能表现出与 ADHD 相似的症状，但需要注意的是 ADHD 可以在不同智商水平的儿童中出现，包括那些具有极高天赋的儿童。

因此，智力测试应该作为诊断程序的一部分，不过根据 ADHD 指南，这并不是诊断的强制性要求①。一方面，在某些儿童中，出现与 ADHD 相似的症状的原因可能是智力低下，他们并不一定患有 ADHD。另一方面，一些患有多动症的儿童，尽管智商很高，也可能存在学业困难。

三、症状表现说明

DSM–5 对 ADHD 的一些具体症状表现均给予了具体的举例或说明。（见表 2）

表 2　ADHD 在 *DSM–5* 中症状的举例或说明

	具体表现	*DSM–5* 中的举例或说明
注意力不集中症状(A1)	经常在学习、工作或其他活动中难以在细节上集中注意力或粗心大意	如忽视或注意不到细节，在工作中粗枝大叶
	经常在学习、工作或娱乐活动中难以保持注意力集中	如在演讲、谈话或长时间阅读时难以保持注意力集中
	经常在与他人谈话时显得心不在焉、似听非听	即使没有任何明显分散注意力的事情，思绪也无法集中
	经常不能按要求完成作业、家务及工作任务	如任务开始时能专注，但很快就转移注意力，并容易分心（磨蹭、偷工减料，因为觉得痛苦想回避）

①　Drechsler R, Brem S, Brandeis D, et al. ADHD: Current concepts and treatments in children and adolescents[J]. Neuropediatrics, 2020, 51(05): 315–335.

（续表）

	具体表现	DSM-5 中的举例或说明
注意力不集中症状（A1）	经常难以有条理地安排任务和活动	如难以管理顺序性任务，难以有序保管资料或物品，做事凌乱，时间管理糟糕，很难如期完成任务
	经常不愿或回避进行需要持续动脑筋的任务	如小学生需要完成家庭作业，青少年和成年人则要准备报告、完成表格、审阅较长文章
	经常丢失学习和活动必需品	如丢失学习资料、铅笔、书籍、钱包、钥匙、眼镜、移动电话等
	经常因外界刺激而容易分心	如年龄较大的青少年和成人存在无关思维
	经常在日常生活中健忘	如做杂务时丢三落四等；对较大的青少年和成人为回电话、付账单等
多动和冲动症状（A2）	经常坐立不安，手脚不停地拍打、扭动	无举例
	经常在应该坐着的时候离开座位	如在教室、办公室或其他工作场所离开位置，或其他要求留在原地的情形
	经常在不适宜的场所中跑来跑去、爬上爬下	青少年或成人可能只有坐立不安的感受

（续表）

	具体表现	DSM-5 中的举例或说明
多动和冲动症状 (A2)	经常难以安静地参加游戏或课余活动	无举例
	经常一刻不停地活动，犹如被马达驱动一样	如在长时间内很难保持安静；如在餐厅、会议中，可能让他人烦躁或很难跟上节奏
	经常讲话过多、喋喋不休	无举例
	经常在别人的问题尚未问完时就抢着回答	如完成别人一时没来得及讲完的语句，抢着回话
	经常难以耐心等候	如排队等候时
	经常在日常生活中健忘	如收拾书包时，丢三落四

ADHD

微信扫码
♥ 误区纠正
♥ 症状自测
♥ 深度分析
♥ 方法支招

第五章

ADHD 的
症状表现

ADHD 的症状表现包括核心症状与伴随症状，核心症状包括注意力不集中、多动和冲动，我们在第四章中已经介绍过这些内容。本章将详细介绍 ADHD 临床表现的伴随症状、常见的共病以及不同年龄段患者的 ADHD 症状表现。

一、ADHD 临床表现的伴随症状

（一）情绪障碍

情绪障碍是 ADHD 个体最常见的伴随症状，可以有多种表现：

1. 易激惹：ADHD 患者往往对刺激性的环境和情境（如指正、温和的批评、教育、环境的变化、计划的临时改变等）过于敏感，容易感到不安、焦虑，会发脾气或者表现得不耐烦；

2. 易怒：当遇到环境或情境变化、不如意的事情或者事情未按原计划进行时，他们会迅速而过度地做出反应，可能表现为大喊大叫、指责他人、猛烈地反击、打人或者摔东西等；

3. 焦虑：面对新事物、新环境或未知情况时，他们经常感到过度紧张和担忧，可能伴随生理反应，如胃痛、头痛、出汗等，严重时会出现惊恐发作、四肢无力等焦虑症状；

4. 抑郁：由于注意缺陷，他们常常面临学习和人际社交方面的挑战，经常会陷入抑郁情绪，感到情绪低落、兴趣丧失、疲劳、无助、悲伤、绝望、失去自信等；

5. 情绪不稳定：他们的情绪会急剧波动，可能在一瞬间感到欣喜若狂，随后又变得沮丧或者烦躁，往往难以预测；

6. 自卑：由注意缺陷和多动行为所引起的社会功能缺陷（如学业困难、人际交往困难和行为问题等），使患者无法得到足够的成就感，他们会自我激励不足，经常感到自卑，这可能进一步使他们不愿与人交往或参与社交活动，从而感到孤单和无助。

（二）自我激励不足、目标感缺失

自我激励和目标感与大脑的奖励机制有关。

正常的自我激励和目标感能让我们克服与生俱来的畏难情绪，使个体能够长期坚持完成相对困难的任务，例如学业、健身、子女教育、事业以及维护人际关系等。然而，ADHD 患者这方面能力的缺失，所产生的消极态度以及畏难情绪使他们很难坚持下去并不断地陷入自我内耗，失去积极的动力和明确的努力方向，从而导致更多的失败。

（三）异于常人的强烈畏难情绪以及由此衍生的更多的情绪问题和不良行为习惯

1. 态度消极：畏难情绪会导致患者经常低估自己的实际能力，开始行动之前就对即将发生的事情或要完成的任务感到害怕，从而失去信心、积极性以及行动力。这极大地影响了他们处理实际问题和人际关系的能力，导致学业、事业和人际交往方面遇到更多困难。

2. 拖延行为：消极的态度会让人产生惰性，拖延时间，反复犹豫，导致精神上的内耗。这不仅会导致任务的延误、重要机会的错失或不能达到个人学习、职业目标，还会影响情绪。

3. 逃避行为：当面对自己认为难以完成的任务或事件时，他们更倾向于采取逃避或对抗行为。这也是患 ADHD 的青少年在面对学业困难（包括学习能力不足、自我预期过高以及父母对孩子提出超过其实际能力的过高要求）时容易出现厌学情绪而逃避上学的原因。严重的还会导致社交隔离、职业障碍、物质依赖和成瘾等问题。

4.经常感到焦虑和压力：畏难情绪会导致患者经常感到焦虑和压力大，这对他们的身心健康有极大影响。如果困难始终得不到解决，缺乏足够的支持和帮助，很容易导致慢性压力，进而引发抑郁症等精神类问题。

5.缺乏自信：不恰当的自我预期和能力评估都会使他们对自己的实际能力和价值产生怀疑。过低的自我预期和能力评估会强化畏难情绪，导致逃避；过高的自我预期和能力评估则会导致不断的失败，增加预期与现实之间的落差……令患者不断地自我怀疑，从而形成恶性循环，逐渐失去自信。

畏难情绪所衍生出的以上种种情绪问题和行为习惯并非各自独立存在，而是彼此间环环相扣、相互关联、相互影响的。这很容易使患者陷入恶性循环，放大不良情绪和行为习惯。对于 ADHD 患儿的行为治疗和帮助，最重要的就是帮助他们克服这种畏难情绪，找到适合他们的方法来应对自己认为的困难，阻止恶性循环的开始，逐渐建立恰当的自我预期和能力评估。比起"三思而后行"，对于 ADHD 患儿来说，可能"先行而后思"更适合他们。我们将在后续章节中详细探讨治疗和训练方面的内容。

（四）时间管理和组织能力缺陷

时间管理和组织能力是人类高级社会功能的体现，是个体各个方面综合能力的集中表现。然而，ADHD 患者在许多方面都存在不同程度的缺陷，如执行功能障碍、情绪障碍、畏难、自我激励和目标感不足等。这使得他们缺乏时间观念，没有计划性，做事总是虎头蛇尾，难以长期坚持，导致在时间管理和组织能力上出现重大缺陷。这也是导致 ADHD 患儿进入成年期后生活、事业、婚姻以及人际关系等陷入混乱状态的重要原因之一。

（五）成瘾体质

与正常人群相比，ADHD 患者更容易出现物质依赖和滥用问题，而"成瘾"在不同的年龄阶段有不同的表现特点。

在学龄前（0-6 岁）和学龄期（6-12 岁）的儿童中，成瘾表现主要为不分场合、没有规矩地追求新奇的、没有见过的、自己喜欢的事物和活动。具体的表现是注意力不集中和多动，任何细小的变化都会引起他们的好奇而分心。他们会为了感觉愉悦和舒适而放纵自己，缺乏规则和自我约束。如果没有足够的外部约束或教导，这种行为可能导致他们在幼儿阶段形成错误的认知，从而进一步放纵自己寻找新的刺激来保持清醒和兴奋，但这种行为在社交环境中常常受到强烈的排斥和严重的惩罚。

在青少年时期（12-18 岁），成瘾主要表现为早恋、看小说、网络依赖、昼夜颠倒地玩游戏、频繁浏览短视频以及参与危险刺激的活动等。这些娱乐方式使他们更容易陷入学业困难而厌学，可能导致早早辍学进入社会，或是在家好吃懒做。随着年级的升高，学业难度和竞争激烈程度也显著增加，尤其是近些年来，学业难度更大，竞争更激烈。整个的学业完成过程实际上是相对静态、枯燥、乏味、困难和持续的，这使得ADHD患儿很难在学业中找到愉悦感和成就感，从而难以保持大脑的警觉。无法在学校中获得满足的刺激时，他们就会在周围大环境（如周围孩子都玩游戏、父母下班回家玩手机等）的影响下沉迷于网络、短视频和游戏世界中以寻求大脑的刺激。

在成年期，成瘾表现为网络依赖、酗酒、抽烟、赌博、危险驾驶、滥用药物以及性滥交等，这可能直接影响到日常工作和生活，引发经济和健康等多方面的严重问题。

综上所述，ADHD 对个体的危害是长期的，且是多方面的。每个年龄段的表现都不同，对个体的损害程度也与 ADHD 的严重程度有关。因此，我们不能简单地认为 ADHD 只是注意力不好或是有点多动的表现，也不能认为孩子长大后问题就会自行解决而无须治疗，这种观念是不正确的。对 ADHD 患儿，若没有正确的认知行为习惯时刻约束他们、告诫他们，则无异于任由他们在未来竞争残酷的世界中被自然法则早早淘汰。

二、ADHD 常见的共病

（一）破坏性行为（Disruptive Behavior Disorde，DBD）

破坏性行为（DBD）通常指包括对立违抗障碍（Oppositional Defiant Disorder，ODD）和行为障碍（Conduct Disorder，CD）在内的一组疾病，这些疾病与持续的反社会行为和违反规则有关。

破坏性行为是 ADHD 患者最常见的共患病，尤其在男患儿中的发病率更高。男患儿通常表现为躯体性攻击，女患儿多表现为言语性攻击，如咒骂、侮辱等。破坏性行为会加重 ADHD 对个体的损害，导致个体社会功能更差，更不容易被治疗与教育。这些孩子在学校表现出更强的攻击性，对不公平的情况更为敏感与难以接受，并且很难控制自己的情绪，更易冲动地与他人发生冲突，很难与同龄人建立良好的友谊。

不同年龄段共病 DBD 的患儿表现是不一样的。学龄前患儿通常采取消极对抗或缄默不语的方式，不响应成人的要求。而学龄期患儿则更多表现出行为问题，例如与家长和老师顶嘴、不认错、对抗、不服管教、发脾气以及将自己的错误归咎于他人等。青春期患者可能会表现出比同龄人更强的对抗，如爆粗口，甚至有暴力行为。

根据《精神障碍诊断和统计手册（第五版—修订版）》的定义，对立违抗障碍的诊断标准为：一种愤怒的 / 易激惹的心境，争辩的 / 对抗的行为，或报复的模式，持续至少 6 个月，以下列任意类别中至少 4 项症状为证据，并表现在与至少 1 个非同胞个体的互动中。

※ 愤怒的 / 易激惹的心境

1. 经常发脾气。

2. 经常是敏感的或易被惹恼的。

3. 经常是愤怒和怨恨的。

※ 争辩的 / 对抗的行为

1. 经常与权威人士辩论，或儿童青少年与成年人争辩。

2. 经常主动地对抗或拒绝遵守权威人士或规则的要求。

3. 经常故意惹恼他人。

4. 自己有错误或不当行为却经常指责他人。

※ 报复的模式

1. 在过去 6 个月内至少有两次怀恨的或报复性的行为。

（二）心境障碍（包括焦虑、抑郁和双相情感障碍）

ADHD 患儿中大约 14% 的儿童青少年患有抑郁症，而正常儿童青少年抑郁症的患病率只有 5% 左右。在成年 ADHD 患者中，大约有 35% 伴随抑郁症。此外，多达 20% 的 ADHD 患者可能会表现出双相情感障碍的症状，即既有躁狂或轻躁狂发作，又有抑郁发作。在成人中，大约有 38% 的 ADHD 患者同时患有心境障碍，女性的比例远高于男性。

（三）抽动症

抽动症的症状包括不自主的肌肉动作（如眨眼、点头、摇动头部、耸肩、扭动颈部、抬腿、噘起嘴巴或扭曲脸部等）和不自主发声（咳嗽，喉咙有喉音、嗤笑声、吸气声，喉结清嗓子、发出其他不寻常的噪声等）。低于 10% 的多动症患者伴有抽动症，而患有抽动症的患者中，有超过 50% 的会伴有多动症。

（四）学习障碍

在 ADHD 患儿中，有 50% 以上的儿童伴随学习障碍，而正常儿童中只有约 5% 患有学习障碍。学习障碍会导致个体在获取或使用新信息（如阅读或计算）方面遇到问题。最常见的学习障碍包括读写障碍和计算障碍，大约有 12% 的 ADHD 患儿可能存在语言问题，而正常儿童中只有 3% 存在语言问题。学习过程本身具有反复性、枯燥性、挑战性以及长期性，这些特点需要 ADHD 患儿付出比正常同龄孩子更多的精力来克服他们自身的障碍，以完成长期的学业目标。因此，他们需要来自父母和学校更多的支持与专业指导。这也可能是为什么目前许多三甲医院的学业困难门诊日常就诊人数较多的原因之一。

（五）湿疹和食物过敏

ADHD 患儿的湿疹、食物过敏及过敏性鼻炎的发病率明显高于正常儿童，这可能是 ADHD 患儿的大脑神经递质分泌异常，免疫系统功能性失调所导致的。湿疹和食物过敏都会引起患儿身体上出现瘙痒难耐的皮疹，增加了他们克服注意力不集中和多动症状的难度。

（六）睡眠障碍

ADHD 患儿常常伴有睡眠障碍，这对患儿的神经系统发育和家庭生活质量产生了负面影响。有 25%~50% 的 ADHD 患儿家长报告称他们的孩子存在睡眠问题，尤其是入睡和持续睡眠困难。睡眠问题与 ADHD 症状群会相互影响，特别是在接受药物治疗的孩子中，药物副作用可能使睡眠问题更加明显。睡眠不足会导致大脑无法得到充分休息，加重 ADHD 的核心症状和伴随症状。

关于上述共病的治疗，医教结合是主要方法。在经过专业医生的评估后，及时按医嘱科学用药是关键。家长不应因担心药物的副作用或因病耻感而拒绝医生的药物治疗方案，以免耽误病情。同时需要长期坚持认知行为教育与训练，帮助患儿在童年和青少年时期树立正确的世界观和价值观。

三、不同年龄段患者的 ADHD 症状表现（见图 5）

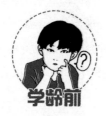 行为障碍

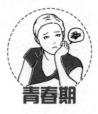 学习困难
情绪障碍
成瘾行为

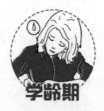 行为障碍
学习困难
社交问题

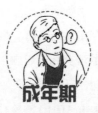 行为障碍
学习困难
社交问题

图 5　不同年龄段患者的 ADHD 症状表现

不同年龄段 ADHD 患者的具体表现是不完全相同的。

（一）学龄前（0-6岁）：行为障碍

这个阶段的 ADHD 患儿可能表现为睡得晚、起得早，好动且停不下来，即使在玩耍或听故事时也难以集中注意力。他们胆子大，毫无畏惧，对周围的世界充满好奇。经常不听从指令，难以记住遵守规则的要求，往往被家长认为是孩子淘气的天性。

（二）学龄期（6-12岁）：行为障碍、学习困难、社交问题

这个阶段的 ADHD 患儿的主要症状表现是上课注意力持续时间短，坐不住，缺乏规则意识，可能会影响周围的同学，包括接话、插嘴、忘记做作业、做事情有始无终以及丢三落四等问题。由注意力不集中、易冲动和缺乏自我调控能力所导致的学习障碍

足以影响学习效率和成绩。识别他人感受的能力较弱和易冲动导致他们与同学和老师发生的冲突多，容易出现社交问题，从而被孤立和排斥。在这个时期，家长很容易因为陷入长期焦虑而进入"习得性无助"的状态，直接影响亲子关系、夫妻关系、家校关系，使家庭系统进入"恶性循环"。

（三）青春期（12–18 岁）：学习困难、情绪问题、成瘾行为

在这个阶段，孩子虽表现得不那么好动了，但依旧粗心。随着课业难度加大，畏难情绪加重，厌学情绪也增强，做事没有条理性，拖沓和懒散。青春期的"加持"使焦虑和抑郁的情绪更容易出现，自伤和自杀的风险也更高。由于自我价值在现实世界中无法得到体现，寻求刺激和冲动的性格特征使他们更容易倾向于从事各种反社会行为，并借助各类易使人兴奋的刺激行为谋求对艰难的真实世界暂时的摆脱，所以容易出现沉迷手机、网络和游戏等成瘾行为。（见图 6）

（四）成年期：职业困惑、人际问题、计划性差、危险行为

成年后，他们多动的躯体性症状虽逐渐消失，但其他更严重的症状逐渐显现，包括强烈的心理不安、难以集中注意力、无法完成复杂性任务、冲动、计划能力差、时间观念差、自律性差、自我管理能力不足以及社交感知力不足。这些问题在工作和生活中更容易导致困难出现，也更容易让患者出现寻求强烈刺激的行为和物质的滥用，如赌博、危险驾驶、酗酒、抽烟、药物滥用以及性滥交等。

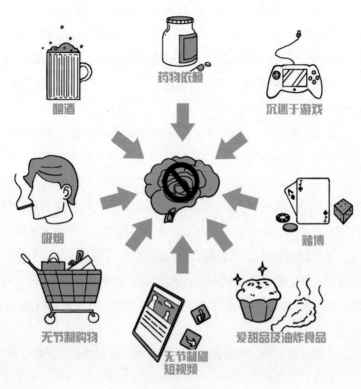

酗酒

药物依赖

沉迷于游戏

吸烟

赌博

无节制购物

无节制刷
短视频

爱甜品及油炸食品

图6　各种成瘾行为

第六章

ADHD 的
治疗策略

对于 ADHD 的治疗，首先要有一个整体的治疗策略。ADHD 是一种慢性疾病，整个治疗方案需要采用慢病管理和医教结合的方式。由于症状从学龄前期到青少年时期不同阶段的表现不同，因此在医疗和教育方面的侧重点可能会有所不同，但持续、正确的干预一定都会有效果，这需要家长和老师更有耐心。

一、慢病管理

ADHD 与哮喘、糖尿病和心血管疾病等一样，都是一种慢性疾病。慢病管理的核心是通过持续地监测、评估、治疗和预防并发症（伴随症状），来帮助患者控制和管理慢性疾病的进展，从而提高生活质量、延长寿命和减少医疗费用。慢性疾病都需要长期的管理和治疗，慢病管理涵盖了患者的全生命周期。在慢病管理中，医疗专业人员、患者及其家庭成员、学校和社会机构等需要共同协作，以达到全方位、多层次的管理目标。

ADHD 的慢病管理目标就是控制核心症状——注意力不集中和多动 – 冲动，减少伴随症状以及共病的发生。通过医生、父母、老师以及专业机构对患者进行全方位的支持，让患儿在整个发育阶段都能保持相对正常的社会功能并能融入患者所在的社会圈。管理策略主要包括以下几个方面。

1. 健康教育：患者及其家庭甚至老师都需要了解疾病情况、严重程度和治疗方案，了解并掌握自我管理的技能，如建立信心，控制饮食，合理安排睡眠，进行药物管理，运动等。

2. 健康评估：对患者进行全面的身体检查和评估，包括对共病的检查和评估，如湿疹、过敏等，全面了解患者核心症状和伴随症状的严重程度以及其对社会功能的损害程度，经过一段时间的治疗后，评估治疗效果，及时调整治疗方案。

3. 风险评估：对患者的伴随症状和共病的风险进行评估，预测未来的发展趋势，为患者提供更好的预防和治疗方案。

4. 个性化治疗：基于患者的症状群、症状对患者的社会功能的损害程度、患者的家庭情况和患者所处的社会环境，制订个体化的治疗方案，包括药物治疗、认知训练、营养补充、协调性精细运动等。

5. 行为、心理监测：持续对患者的行为表现进行监测，包括患者在家庭和学校的表现、与同伴的关系、心理健康程度、身体微量元素的情况等。

6. 多学科协作：不同专业的医疗人员需要共同协作，共同管理患者的核心症状以及共病，以提高整体治疗效果。

7. 确定治疗团队：治疗团队的成员包括专业的精神科医师、父母及家庭成员、患者、教育者以及相关的社会业内人士。只有大家协同合作，才能制订和实施有针对性、考虑周全、详尽有效的治疗方案，并随时管理和追踪患者的既往病史和病情发展情况，做出及时的治疗方案调整。拥有这样的团队将极大地降低父母或主要养育者在对患者进行全周期教育过程中的挫败感和焦虑感。父母或主要养育者情绪的稳定和方法的统一是取得良好治疗效果的关键。

慢病管理是 ADHD 整个治疗周期中的大方向。方向明确后，我们就需要有一套具体的治疗方法，这套方法能够细化到每一天、每一件事以及每一个生活细节。医教结合就是具体的可执行治疗方法。

二、医教结合

ADHD 的医教结合治疗模式是一种多层次、多维度的综合性治疗方法，旨在通过将医疗治疗方法与教育策略相结合，全面管理和改善患者的症状，提高他们的社会功能和生活质量。这种治疗模式通常包括医疗评估和药物治疗、认知行为疗法（Cognitive Behavioral Therapy，CBT）、家庭教育和支持、学校支持和个性化教育计划（Individualized Education Plan，IEP）、医教合作、持续监测和调整。

由于 ADHD 患者的症状轻重程度各有不同，表现各异，治疗方案的选择是根据症状对患者的社会功能的损害程度而定的。对于轻度或中度的 ADHD 患者，一般首选认知行为疗法，配合家庭教育等支持，可以帮助他们减轻伴随症状带来的社会功能损害（如学业困难、人际交往障碍等）。对于重度的 ADHD 患者，应采用药物治疗联合认知行为疗法，配合家庭学校教育等支持，效果更好。

（一）药物治疗

药物治疗必须在专业的神经儿科医生或是精神科医生做出诊断后，由医生开具处方并在医生的指导下进行，如果与认知行为疗法结合使用，则效果更好。

1. 药物治疗中的常用药物。

（1）中枢神经兴奋类药物：这是 ADHD 的一线用药，常见的药物包括盐酸哌甲酯缓释片（专注达）、哌醋甲酯缓释片（利他林）

等。这些药物作用于中枢神经系统，能够提升多巴胺和去甲肾上腺素的分泌水平，从而提高学习和工作效率。这些药物的缺点是容易导致患者成瘾和滥用药物，并且可能引起一些副作用，如失眠、食欲不振和焦虑等。这类药物必须严格按照专业医生的指导使用，不能随意更改剂量，以免引起不良的身体反应。

中枢神经兴奋类药物又分为短效（持续时间 4 小时）、中效（持续时间 6~8 小时）和长效（10~12 小时）制剂。药物时效的选择需要医生根据患者的具体情况判断。

（2）非中枢神经兴奋类药物：如托莫西汀、胍法辛和可乐定等。这些药物也能够影响多巴胺和去甲肾上腺素的分泌水平，与中枢神经兴奋类药物相比，疗效相对较弱，但不容易导致患者成瘾和滥用药物，副作用也较小。由于对非中枢神经类药物的研究相对来说不如中枢神经兴奋类药物那么全面，因此这些药物一般在中枢神经兴奋类药物使用无效或疗效不佳的情况下作为二线用药使用，而且更适合用于患有共病（如心境障碍和睡眠障碍等）的 ADHD 患者。

2. 药物治疗中的注意事项。

在使用药物前，家长需要向医生提供患儿的详细身体状况。包括既往病史（尤其是与精神疾病相关的病史）、药物过敏史、共病史（如湿疹、食物过敏、失眠、焦虑和抑郁）等信息，这有助于医生选择最适合患者的治疗方案。

用药过程中要注意观察患儿的用药情况。首先，必须确保患儿正确服用药物。不应该让患儿自行携带药物到学校或其他地方服用。药物的服用应该在父母或主要养育者等的监督下进行，以避免误用或滥用药物的风险。其次，需要密切观察患儿是否出现药物的副作用。并不是每个服药的孩子都会经历副作用，但一旦出现副作用，应及时与治疗团队的医生沟通。及时向医生报告副作用有助于医生了解患儿的病情，以便及时调整药物的使用或考虑其他治疗选项，确保患者获得最佳的治疗效果。最后，需要警惕这些药物可能会导致强烈的药理反应和滥用行为。家长必须严格监控患儿的药物使用情况，绝不能随意增加或减少药物剂量，或更改药物类型。药物的管理必须在医生的指导下进行，以确保患儿在药物治疗中的安全和药物治疗的有效。

药物治疗常见的副作用包括：

（1）消化系统问题，如头痛、恶心、胃痛等。

（2）心理问题，如焦虑、心悸、失眠等。

（3）食欲减退，可能导致体重减轻。

（4）心血管问题，如高血压、心律不齐、心肌炎等。

（5）皮肤问题，如皮疹和过敏反应。

（6）药物依赖和成瘾。

（7）生长速度稍微减缓。

3.药物治疗中的常见问题。

（1）疗效：家长会关注药物治疗的疗效，担心药物不能完全缓解症状，或者担心孩子会产生耐药性。

ADHD药物的疗效是明显的，但同一种药物对不同孩子的疗效仍然存在个体差异。医生可能需要尝试几种不同的药物，以找到最适合孩子的药物和剂量。最好的治疗方式是药物治疗结合认知行为疗法。

（2）副作用：一些ADHD药物可能会引起头痛、失眠、食欲减少、腹泻等副作用，有些家长可能会担心这些副作用会对孩子的身体和健康造成不良影响。

ADHD 药物的副作用通常是短暂的，并且在治疗开始后的几周内会逐渐减轻。家长可以与医生商量减轻副作用的方法，如适当调整药物剂量、改变用药时间、延长剂量间隔时间等。

（3）依赖性：某些 ADHD 药物是中枢神经系统兴奋剂，很多家长担心孩子会对这些药物形成依赖，或者因为停药而出现戒断症状。

尽管某些 ADHD 药物被认为具有依赖性，但是长期使用这些药物的人并不一定都会对药物形成依赖。家长应该严格按照医生的处方用药，并遵守用药规则，不超过推荐剂量，不擅自增加或缩短用药时间等。

（4）心理影响：有些家长可能担心药物治疗会对孩子的心理产生不良影响，比如使孩子变得情绪波动、易怒、抑郁等。

既往研究已经表明，正确使用 ADHD 药物基本是安全的，并且对孩子的情绪和行为问题有明显改善作用。如果孩子在使用药物期间出现情绪波动、易怒、抑郁等情况，应该及时告知医生，以便进行药物剂量或治疗方案调整。

（5）长期影响：药物治疗可能需要长期维持，家长可能担心这些药物长期使用会影响孩子的大脑发育和学习能力。

目前的研究显示，正确使用 ADHD 药物对孩子的长期发展和学习成绩没有负面影响。但家长不能擅自给孩子增加或减少药量，必须和医生一起评估孩子的症状和反应，确定是否需要长期维持药物治疗。

（二）认知行为疗法

认知行为疗法本质上是针对ADHD患儿的认知教育与行为训练。这是一种长期的、以目标为导向的认知行为矫正形式，旨在改变消极的思维模式并重新构建患者对自己和ADHD症状的看法。通过教育和训练，帮助家属和患者了解ADHD的病理生理机制、症状和治疗方法，以及认知行为疗法的原理和技巧。通过行为干预，帮助患者控制冲动、改善社交行为、提高时间管理能力等。虽然认知行为疗法主要是帮助患者调整情绪和行为，但也可以帮助改善ADHD的核心症状，例如注意力不集中、冲动-多动等。需要注意的是，认知行为疗法需要一定的时间和耐心来达到治疗效果，因此要患者、家庭和治疗团队共同努力，保持积极和坚持不懈的治疗。

具体方案包括以下步骤：

1.评估：需要先对患者的症状进行评估，以确定他们的认知、行为问题的性质和严重程度。专业人士的评估是治疗中很重要的第一步，因为患儿的很多"问题"在家长眼中都不是问题。多数家长认为孩子还小，那只是调皮和活泼，如除了看电视和睡觉外，其他时候都在动，当大人呼叫时就像没听到一样，喜欢招惹小伙伴等。评估的关键不仅在于确定患儿注意力集中的时长、多动－冲动症状的严重度，还要确定伴随症状的严重程度和是否伴有共病的情况。评估完成后，才能确定是否用药，以及如需用药，用药的情况是怎样的，预后的好坏，干预的主要方向等。

2.教育：对患者及其家人进行教育。通过教育和训练，帮助大家了解ADHD的病理生理机制、症状和治疗方法，以及认知行为疗法的原理和技巧。建立对后续治疗的信心，明确阶段性训练目标。

3.制定治疗计划：根据评估结果，制定个性化的治疗计划，包括确定阶段性治疗目标和具体的治疗策略。个性化的治疗计划还包括针对ADHD的伴随症状和共病的治疗方案。在治疗伴随症状的过程中，最重要的是科学的教养方式和家人的耐心。

4.注意力训练：通过注意力训练来增加患者注意力的集中时长，包括使用计时器、设定任务目标、利用奖励和即时反馈等方法。

5. 行为干预：采用行为干预措施来纠正患者的不良行为，包括明确奖励和惩罚机制，设置日常任务表，设定规则和界限等。

6. 情绪调节训练：通过情绪调节训练来帮助患者掌握情绪管理技能，包括深呼吸、冥想、放松练习、认知重构等。

7. 社交技能训练：通过社交技能训练来提高患者的社交能力和交往技巧，包括沟通技巧、人际关系技巧、解决社交问题的能力等。

8. 家庭治疗：通过家庭治疗来帮助家庭成员理解和支持患者，提高家庭互动和沟通质量。

9. 持续随访：跟踪治疗进展，定期进行评估和调整治疗方案，以确保治疗的有效性和可持续性。

我们将在后面的家庭教育实战分析中详细讲解具体落实方法。

（三）家庭教育和支持

家庭成员在治疗中扮演着重要的角色。他们需要接受关于ADHD 的教育，学会如何更好地理解和支持患儿。家庭教育还包括教导家庭成员如何建立规则，以帮助患儿管理他们的行为。

（四）学校支持和个性化教育计划（IEP）

学校老师需要了解 ADHD 患儿的一些特殊情况，以制定个性化的教育计划。IEP 可以包括额外的支持、延长考试时间、课堂适应措施等，以满足患儿在校的学习需求和行为需求。

（五）医教合作（见图7）

医疗专业人员、教育者和家庭成员需要密切合作，定期沟通和协作，以确保患者在家庭、学校和社区中得到全面的支持和管理。

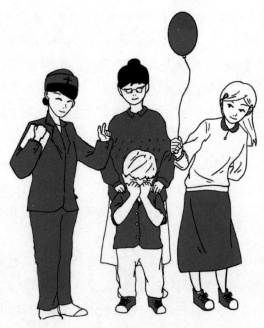

图 7　医教合作

（六）持续监测和调整

ADHD 的医教结合治疗是一个长期过程，需要持续监测患者的
症状和治疗进展，并根据需要调整治疗计划，以确保最佳治疗效果。

三、ADHD 的治疗原则

对 ADHD 患儿，我们教育的主要原则是"慢"——慢节奏、慢思维、
慢动作。只有先慢下来，父母和孩子才能都做到长期坚持。父母要
坚持对孩子反复教育常识性规则、鼓励表扬其正确的行为、及时坚

定地纠正其错误，以及严厉惩戒其反复违反规则的行为。孩子要坚持训练、克服困难、尝试各种运动、控制不合时宜的情绪反应等。

（一）慢节奏

ADHD 患儿经常就像布朗运动中的分子一样，不停息地做无规则运动。由于大脑的前额叶皮质发育迟缓以及不平衡，他们对自己的思维和行为的控制能力较同龄的孩子要弱一些，总会在不经意的状态下做出出乎意料的事情来。现代社会的快节奏生活和对未来生活的焦虑，对 ADHD 患儿的成长是不利的。父母需要给"做布朗运动"的孩子加装一个"控制器"，将他们生活、成长的小环境变成一个慢节奏的环境。应该让他们在 0~10 岁这个大脑发育最关键的阶段能有更多的时间接触和观察大自然，通过运动提升体能和身体的协调能力，学会如何与其他小朋友建立友谊，学会如何控制自己容易波动的情绪等。这些良性的环境刺激能够有效地帮助 ADHD 患儿的大脑前额叶皮质加快发育，缩小与同龄孩子之间的差距。就像复杂的建筑项目一样，结构设计阶段花费的时间可能占整个项目的 $\frac{1}{4}-\frac{1}{3}$ 的时间，后期的施工建设只需要遵循图纸按部就班就可以了。所以我们不提倡让这个阶段的 ADHD 患儿过多学习学科内容，而是要帮助他们培养良好的习惯和品行。

（二）慢思维

ADHD 患儿经常会问父母"为什么"，但父母们常会感觉他们问的很多"为什么"很幼稚、不动脑子、随时脱口而出，因为他们着急，耐不住性子。动脑筋想问题是要消耗大量脑力的，别看他们平时好像精力无限，但是他们的精力都是很分散的，而且很快就会在乱七八糟的地方消耗完，很难将精力集中起来进行深度思考。我们在这说的深度思考是指同样的新问题，正常的同龄孩子能灵活运用常识性知识来解答，但 ADHD 患儿缺乏这样的灵活性，无法将已有的常识性知识组织起来解决新的问题。父母对孩子们问的"为什么"不需要快速做出回答，而是需要更多的引导，让他们自己先想一想"为什么"，关于这个问题，有哪些是你知道的，哪些是可以举一反三的，让他们逐渐习惯集中精力深度思考，当然，这也是一个循序渐进的过程。

（三）慢动作

ADHD 患儿总是毛手毛脚的，不是打翻这个，就是丢掉那个，让父母们在他们的后面疲于收拾。对于 ADHD 患儿，我们做勤快的父母不如做"懒惰但聪明"的父母。父母一定要舍得"用"孩子，不要怕他们在做事的过程中犯错或是有点小脾气。在孩子做事之前，父母可以跟孩子一起先把流程过两遍，不要让孩子急于上手，做的过程中还要经常提醒他们慢一点，需要注意哪些问题。当他们"犯错"的时候，我们不能只是责备，可以给他们一些帮助，或者把"犯错"的那个环节一起重来一遍。做事的时间一定要给充足，不要催，要不然孩子就会因为很着急而犯更多的错误。当孩子出现一些不耐烦的情绪时，我们可以引导他们继续下一步，坚持把整个事情的流程做完，只有让孩子看到一个完整的结果，以后才会愿意继续做同样流程的事情。父母尽量不要代劳，在较难的环节上是可以给孩子一些帮助的，目的是让他们能坚持完成任务。孩子慢下来做事并且能得到一些帮助时，就不会有太多的畏难情绪，就能在具体的做事过程中不断地提高自己的注意力调节能力和观察力，控制自己多动－冲动的行为，最重要的是能提升他们的自信心。

第七章

治疗实战篇：学龄前 ADHD 患儿的干预指导

学龄前 ADHD 患儿主要表现为好动且停不下来，即使在玩耍或听故事时注意力都难以集中。他们通常表现出胆大，毫无畏惧，缺乏安全意识，对周围的世界充满好奇心，健忘，难以听从指令。这些表现往往被家长误认为是孩子淘气的天性。

一、学龄前健康儿童和 ADHD 患儿的特征（见表3）

表3　学龄前健康儿童和 ADHD 患儿的特征

健康儿童的特征	ADHD 患儿的特征
能够静静地坐下来，并且能够保持安静状态超过 20 分钟	很难保持安静，难以持续坐定超过 10 分钟
对危险的事情，例如从高处跳下，有较强的警觉性和害怕感，表现为胆子比较小	对危险的事情，如从高处跳下，较不敏感，表现出相对胆大的倾向
在调皮捣蛋的时候，容易被成年人管住，并且愿意听从指挥，不容易情绪激动，即使情绪受到影响时，哭闹的时间也不会过长	在兴奋状态下，成年人难以有效地控制他们，他们不愿意服从指挥，容易产生不良情绪，并且哭闹发泄的时间往往较长

（续表）

健康儿童的特征	ADHD 患儿的特征
能够遵守规则，对规则和长辈有一定的尊重和敬畏感	不遵守规则，随意性强，不容易对规则和长辈产生敬畏感
能够适应场景的转换，迅速适应新的环境或情境	不太容易适应场景的转换，常常伴随情绪波动

二、基本规则，共同遵守（见图 8）

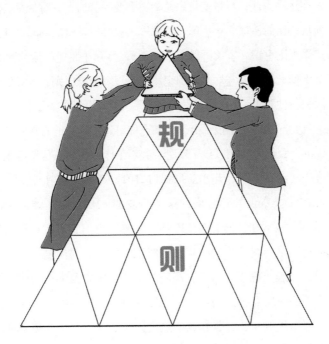

图 8　基本规则，共同遵守

学龄前是建立规则意识最重要的时期，对于正常幼儿是如此，对于 ADHD 患儿来说更是如此。那么，我们需要与孩子共同遵守哪些规则呢？

1. 在白天提供足够的运动时间，以便消耗他们的体能，使其晚上更容易入睡。如果 ADHD 患儿白天缺乏运动，体能得不到释放，他们可能会保持警觉的状态，导致难以入睡。这就是为什么家长总感觉孩子一直停不下来，直到精疲力尽了才肯睡觉。长此以往，就会影响睡眠的总体时长。长期的睡眠不足会影响孩子大脑的正常发育，形成恶性循环。

2. 在运动方面，尽量安排患儿参与需要手脚协调并有规则要求的运动项目，比如篮球、乒乓球、游泳等。提升运动量的同时，让患儿初步建立规则意识。家长可以参考表 4，发展孩子相应的运动能力。

3. 上幼儿园要遵守幼儿园的纪律，家长要以身作则，遵守幼儿园的时间和各种要求。现在很多家长觉得孩子在幼儿园学不了什么知识，只是去玩耍。这种对于孩子上幼儿园这件事过于随意的看法，其实是不正确的。我们不应该以孩子还小、起不了床或想出去旅游等为理由迟到或经常请假，更不能随心所欲地选择是否让孩子去上学。

4. 在安全意识教育方面，这个阶段的 ADHD 患儿涉世未深，对世界还在探索期，同时对危险不够敏感，也不容易注意到危险，因此，这是最容易发生安全事故的时期。家长需要反复教给孩子安全常识，如远离电源、水池、高处、手扶电梯以及尖锐的物品等。家长需要随时留意孩子的行为，当发现孩子有危险的举动时，必须及时、严厉地制止，并告知其危险之处。此外，要留心孩子可能会反复犯相同的错误，在这种情况下，家长不要过多地指责，如"跟你说了多少次了，怎么就是不改呢？"或"你太笨了，总是犯同样的错误"等不耐烦或嘲讽的言辞。这种方式不仅不会让孩子更加小心，反而可能使他们逐渐不愿意再听从家长的话。家长需要以耐心和坚定的口吻明确地告诉孩子，他们的行为是很危险的，以及会造成怎样严重的后果。对于症状较为严重的 ADHD 患儿，仅仅依靠口头教育可能无法充分刺激他们的大脑杏仁核，难以引起他们足够的注意力，他们很快就会忘记。因此，有时家长需要及时采取惩戒措施。如果孩子在同样的环境中表现出对危险的预知能力并明白规避的方法时，家长需要及时地给予肯定和表扬。

表4 3~6岁儿童运动能力发展表

项目\年龄	3~4 岁	5 岁	6 岁
走	·能沿地面直线或在类似平衡木的低矮物体上走一段直线距离 ·能双脚灵活交替上下楼梯	·能踮起脚尖站立或走路 ·能走 1 千米左右 ·能在类似平衡木的低矮物体上平稳地走一段距离	·能够敏捷地绕过较明显的障碍物 ·能够倒退行走并感知后面的障碍物 ·能连续行走 2 千米以上
跑	·分散跑时能灵活躲避他人的碰撞	·在跑动或推玩具时能避开障碍物和墙角 ·能助跑跨跳一定距离，或助跑跨跳过一定高度的物体 ·能与他人玩追逐、躲闪跑游戏 ·能快跑 15 米左右	·能助跑跨跳一定距离，或助跑跨跳过一定高度的物体 ·能快跑 25 米左右 ·能躲避他人滚过来的球或者扔过来的沙包
跳	·能身体平稳地双脚连续向前跳 ·立定跳远 30 厘米（双脚齐齐落地） ·双脚在一起跳一小步 ·能用单脚向前跳一次 ·并足从楼梯末级跳下	·能够双脚并在一起跳 ·能身体平稳地双脚连续向前跳 ·立定跳远 50 厘米 ·能单脚连续向前跳 2 米左右	·能双脚轮换跳、跨步跳 ·能连续跳绳 ·立定跳远 90 厘米 ·能单脚连续向前跳 8 米左右
投	·能双手向上抛球 ·能有点方向感地扔球 ·手臂由头后上方，往前掷球约 60 厘米远	·能双手向上抛球 ·能过肩或低手投掷，抓、踢运动的物体且方向感不错	·能连续自抛自接垒球 ·能连续左右手交替拍篮球 ·能单手将沙包向前投掷 5 米左右 ·能够接住对方投或丢出来的球
钻	·能够在离地面一定距离的高度下进行钻爬	·能以匍匐爬行、膝盖悬空等多种方式钻爬过障碍物	·能以匍匐爬行、膝盖悬空等多种方式钻爬过障碍物
爬	·能熟练地匍匐爬行	·能以匍匐爬行、膝盖悬空等多种方式钻爬过障碍物	·能熟练地进行爬、旋转和滑行的动作

（续表）

项目\年龄	3~4 岁	5 岁	6 岁
平衡	·会以脚跟接脚趾的方式行走，不会跌倒 ·单脚站立，保持平衡至少 1 秒	·单脚站立，保持平衡约 10 秒 ·能两脚交替着爬上楼梯，但下楼时仍需要两脚同时站到同一级上	·能在平衡球上保持站立 1 分钟 ·能在斜坡、摇晃的桥和有一定间隔的物体上较平稳地行走 ·能双脚灵活交替上下楼梯
攀登	·能够攀爬双手能抓握的地方	·能很好地攀爬梯子 ·能双手抓握单杠并悬空吊起 10 秒以上	·能以手脚并用的方式攀岩、登山、攀爬软网等 ·能双手抓握单杠并悬空吊起 30 秒以上
运动项目	·不适宜专项运动，主要进行培养平衡性、协调性、柔韧性和灵敏性等素质的活动，如：带辅助轮的脚踏车骑行、单排滑轮等	·能进行游泳、跳绳、舞蹈、跳床、跆拳道、爬山、跑步、骑车、体操、乒乓球等运动	·能进行游泳、跳绳、舞蹈、跳床、跆拳道、爬山、跑步、体操、排球、乒乓球、足球、篮球、羽毛球、骑车、击剑、马术、棒球、网球、攀岩等运动

三、家长的应对方法

孩子 3~6 岁这个阶段是他们在大人眼中最可爱、最讨人喜欢的时期，同时却也是家庭教育最薄弱的时期。家长常常陷入担忧中——他们担心过多的干预可能会损害孩子的自尊心；他们担心，如果施加太多限制，可能会扼杀孩子的创造力；他们还担心，如果不让孩子愉快地玩耍，会让孩子失去快乐的童年。这些担忧同时也是家长困惑的体现。那么，父母该如何应对才更有助于孩子的健康发展？

在孩子 10 岁之前，过多地让孩子自己选择做事的方法和目标可能并不是明智的教育方式。因为在这个年龄段，孩子的逻辑思维能力尚未发育成熟，他们不容易理解不良行为带来的后果，更多的是通过模仿学习。因此，父母明智的教育方式应该是明确地告诉孩子该如何去做，什么样的行为是不可接受的，建立明确的目标和规则，以及奖励和惩罚措施。对孩子的要求，父母一定要自己先做到，给孩子做好榜样。在确保安全的前提下，鼓励孩子尝试新事物，在过程中多观察、少干涉，待孩子完成任务后及时给予鼓励和表扬，不能因为害怕孩子犯错就剥夺他们做的权利。对于 ADHD 患儿，完成任务是核心，质量好坏是其次。

在家庭中，家长需要给孩子建立明确的奖惩规则，具体内容可以和孩子事先约定清楚。建立原则是奖励不能太大，惩罚不能太轻，奖励应轻度激励，惩罚应强度适中，这样的奖惩体系可以帮助孩子在规则框架内有目标性地发挥自己的主观能动性，建立孩子们的敬畏之心——敬畏规则、敬畏长辈！

（一）合理使用奖励

家长通常认为丰富的物质支持有利于孩子的教育和成长，但其实对孩子来说，富裕的物质生活不应该变成理所应当。过于丰富的物质刺激和过于舒适的生活条件会使孩子久居于低压力的舒适区，久而久之，他们可能会缺乏生活的动力和目标，变得懒惰。当面对一点点的压力和要求时，容易感到崩溃，对压力的耐受性很差。父母在生活中可以适当地使用奖励作为一种激励孩子的方法，鼓励他们通过不断努力来完成目标，而不是随心所欲地享受生活。许多父母经常担心，如果不再给予奖励，孩子们是否会停止合作，不再努力。但实际上，合理使用奖励机制时，孩子在通过不断努力最终完成任务后，除了获得了奖励的满足和喜悦外，更重要的是获得了精神上的自我认可和完成任务的成就感。虽然这种内心的成就感不容易被父母察觉，但实际上这才是激发孩子保持内在动力的真正力量。特别是在培养一些较难坚持的行为习惯方面，通过附带外部奖励的具体目标设置，可以让孩子更好地将目标付诸实践并坚持下去。在经过父母有意识地反复强化后，孩子因为达成目标、取得进步获得的认可、满足和成就感，会促使他形成内在动力，后续即使没有奖励，他也愿意坚持下去。最终，这将帮助他们养成良好的行为习惯。相较于短暂的物质奖励，这种更高层次的精神满足对孩子来说更具诱惑力。虽然孩子们年幼，但他们实际上也是具备思考能力和权衡能力的独立个体。

　　7 岁的小晶进入小学后，尽管她总是充满活力和保持好奇心，但在学校，却经常出现各种状况。上课时，她常常表现出注意力不集中、小动作多的情况，有时也会出现丢三落四的情况。数学课上，老师正在教如何进行简单的加法运算，然而，小晶很难保持静坐，她的手会不自觉地在桌子上敲打、抓弄铅笔或者捏纸团。她的眼睛不时地四处张望，好像对窗外的风景更感兴趣。有时，她甚至会突然不耐烦地站起来，开始在教室里走来走去，好像无法坚持坐在座位上。语文课上，小晶也面临着相似的问题——当老师讲故事或者教授新的字词时，她的思绪经常会飘散，会和旁边的同学交谈或者自己小声嘀咕。这些小动作和分散的注意力使她很难全神贯注地听课。此外，小晶还经常丢三落四，比如放学后把书包遗忘在教室里，将校服忘在操场，作业经常忘带等。开学后的一个月内，这些问题常常弄得家里鸡飞狗跳。后来，小晶爸爸在我们的建议下，决定先从改变小晶丢三落四的习惯着手。每天上学前，爸爸和小晶都会约定，如果上学前她能把自己的东西整理得井井有条，认真检查学习用具，上学时不丢东西、不忘东西，放学后爸爸就会带她去超市挑选一样她最喜欢的零食。因为爸爸之前就在我们的建议下，尽量减少了家里过于丰富的物质刺激，所以当小晶听到如此有诱惑力的条件时，"奇迹"慢慢发生了。尽管一开始小晶偶尔还是会忘记，出一些小差错，但随着一次次成功后得到奖励，以及行为改善后在学校得到老师、同学的认可，慢慢地，即使不用爸爸提醒，而且没有奖励，小晶也会自觉地在上学前检查学习用具，将自己的东西收好、放好。经过一段时间，小晶丢三落四的问题得到了很好的改善。

在这个案例当中，有几个关键点值得父母们注意：

1. 平时需要减少过于丰富的物质刺激，不能让孩子想要什么就有什么。如果平时想要什么就有什么，当家长需要用奖励激励孩子时，往往就不会产生很好的效果。

2. 当孩子完成了目标任务后，约定好的奖励需要及时兑现，如果家长因为各种原因拖延，孩子的配合度和兴趣就会明显降低。

3. 目标难度的设置要合理，达成目标的过程需要耐心与坚持。孩子顺利完成目标任务后，也需要让其继续坚持，直到将奖励任务变成无须提醒和奖励也能积极完成的任务。在实施过程中，父母需要观察和试探，慢慢撤回奖励，也可以把奖励延后或是给一些随机性的奖励来表扬孩子的坚持，直到孩子随着良好体验产生内在动机，不再需要奖励机制，也能够很好地坚持。

4. 在家长开始树立明确规则，帮助孩子建立规则意识的初期，特别是不再让孩子随心所欲后，孩子们可能会发脾气、哭闹。但这时父母需要坚持，需要控制好自己的情绪，温和而坚定地明确规则界限。当孩子发现自己的哭闹、耍赖不再奏效后，才能愿意配合要求，遵守规则。

5. 家长在给孩子制定任务目标时需要务实，一定要从自己孩子的发育水平出发，先从简单的任务做起。切忌横向比较，认为只要别的孩子可以，自己的孩子就可以。一开始就设置完成难度过大的任务目标，孩子容易产生畏难情绪，甚至直接罢工。在最开始，我们需要的是孩子能够完成任务而不是精进。当孩子完成任务、体验成功后，才更愿意配合。这时父母就可以灵活调整任务目标，推动孩子继续成长了。在制定任务目标时，父母还容易出现的一个误区是一次给孩子制定很多个任务目标。虽然每个任务目标看起来可能都很容易完成，但是因为执行功能的损伤，面对繁重的任务时，启动困难也是 ADHD 患儿的常见困扰。所以制定任务目标时一定不要贪多，一次一个，任务的下达指令也要简单明了。

（二）合理使用惩罚

对于 ADHD 患儿，合理的惩罚可能比奖励更具有效果，尤其对于伴有对立违抗和品行障碍的孩子。奖惩分明不仅适用于成年人的职场工作，也可以合理运用在儿童青少年的教育之中。奖励的作用是明确目标、完成任务、强化技能、提升能力；而惩罚的作用则是让孩子清楚适应社会生活需要遵守明确的边界和规则，所有的想法和行为都必须在这些边界和规则内自由发挥和完成。无论是奖励还是惩罚，执行人都是家长，第一责任人也是家长。家长必须清楚，规则不仅仅是为孩子制定的，也是为家长制定的，只有家长先严格遵守，孩子才能更好地坚持。孩子越小，合理地实施奖惩措施越有效果，更容易给孩子建立规则感和行为边界意识。强有力的约束环境能在一定程度上弥补孩子自身的抑制控制能力缺陷，尽量减少孩子的过度的随意性给自己、家庭和他人带来的伤害。

蛮蛮是个 6 岁的小男孩，已经上幼儿园大班了。在幼儿园里，只要事情是他不愿意做的，他就会又哭又闹，不肯配合。即便老师在上课，他也坐不住，满教室到处跑，还喜欢去招惹别的小朋友。因为这个原因，爸爸妈妈不得不多次向老师和其他孩子的家长道歉。

每天从幼儿园回来，蛮蛮做的第一件事就是打开电视看动画片。他可以一看就是一两个小时，而且每次关电视对家长来说都很痛苦，因为蛮蛮每次都会大吵大闹，甚至动不动就骂人、打人。为了哄他不看电视，家长每天不得不使用各种零食和玩具。尽管年纪还小，但蛮蛮已经戴上了近视镜，而且由于零食吃多了，家长又很少带着他参与户外活动，蛮蛮的体重已经超标。

我们建议家长重视蛮蛮的家庭教育，不能觉得孩子还小就无底线地纵容孩子，否则，这不仅对孩子无益，还会害了他。我们跟家长一起制定了对蛮蛮的干预措施，并指导家长坚持实施。

1. 家里的零食全部"清仓"，玩具全部打包，让生活环境变得简单，收回孩子平时的"特权"。

2. 规定蛮蛮放学后看电视的时间为 45 分钟。时间一到，准时关电视，不因为蛮蛮的哭闹而放弃制定好的规则。明确告诉蛮蛮，如果一直哭闹、打人骂人，就会从第二天的看电视时间中扣除 10 分钟。如果第二天还闹，第三天将会被扣除 20 分钟，依次减少，最终使其失去看电视的时间。特别要注意的是，刚开始执行的时候家长一定要言出必行，绝不能孩子一哭就放宽 5 分钟、再看 10 分钟。孩子在建立规则的初期可能会表现出比较激烈的情绪，家长对此要有心理准备，更好地控制自己的情绪，以温柔而坚定的态度坚守原则。这一点，家长能否坚持做好非常重要，关系到是否能为孩子建立起对规则和边界的敬畏心。对孩子的监督和帮助不仅仅是制定规则，更重要的是帮助他们调节情绪和控制行为，在一开始就要有清晰的规划，提前计划关掉电视后孩子的任务。一般建议选择一些容易完成、孩子感兴趣的任务，帮助他更好地平复心情。当孩子哭闹时间减少，关电视变得更主动时，家长也要及时给孩子积极的反馈。此外，家长不要急于求成，每次只重点解决孩子的一个问题，尤其是当现有的习惯尚未完全建立时。一下子就想要同时改变孩子很多不良习惯，这样会给家长带来很大压力，容易导致焦虑，而孩子也更难以配合，甚至产生逆反情绪，最终无法解决任何问题。当孩子连续一周都能良好地坚持时，家长可以给予孩子一个小奖励，肯定他通过自己的努力完成了任务。

3. 多带蛮蛮参加户外运动。例如跳绳、扔飞盘、骑自行车、游泳、爬山以及打羽毛球、乒乓球等。对于蛮蛮来说，如果一次运动量太大，他肯定很难长期坚持，所以刚开始的时候要从蛮蛮感兴趣的运动开始，并且运动量一定不能太大，要循序渐进。刚开始可以从简单的 5 分钟做起，逐渐增加运动时间。家长最好能陪着蛮蛮一起做，这样他就更容易坚持。因为 ADHD 患儿对重复性的事情很容易感到枯燥和厌倦，所以如果发现蛮蛮对某种运动有点不耐烦了，出现很强的畏难情绪，家长可以换一些其他运动项目来调动他的兴趣。家长带孩子运动的目标不是让他成为运动员，而是让孩子身心更健康。通过运动除了刺激大脑皮质的健康发育，还能帮助孩子建立意志力和耐心，这也是 ADHD 患儿缺乏的。因此，经常换一些能让孩子保持兴趣的运动项目是为了使孩子更好地长期坚持并形成习惯。只要能坚持，孩子一定会从各种运动中获得更多的益处。

4. 早上送蛮蛮上幼儿园时，可以当着老师的面告诉孩子，今天的目标是不下座位或者减少下座位的次数，比如早上可以下一次座位，下午可以下一次座位，并请老师提醒。如果做到了，放学后可以奖励一个小零食；如果做不到，不仅没有奖励，晚上看动画片的时间还会减少 5 分钟。循序渐进，让蛮蛮觉得这个任务目标完成起来并不难。放学时，家长可以当着蛮蛮的面询问老师孩子今天的表现如何，对老师的反馈，一定要按早上的约定及时严格地执行奖惩措施。

在最初的几天，蛮蛮确实每天都要发脾气闹一下，但闹的时间逐渐减少，强度也减弱了。爸爸妈妈没少受煎熬，甚至以为这样和蛮蛮斗智斗勇要持续很长时间，担心自己坚持不下去。然而没想到，在不到两周的时间里，蛮蛮在幼儿园的表现每天都得到了老师的正面反馈，不再像以前那样，老师每天都要批评他几次。蛮蛮回到家后情绪也很好，关电视的时间到了，他自己能主动关掉电视。虽然偶尔关电视时也会有点难受，但蛮蛮还是忍耐住了，没有发脾气。不仅如此，家长觉得自己的行为也有很大的改变，生活变得更有规则感，不再像以前那样随意，家庭氛围也更融洽了。

蛮蛮的 ADHD 症状是不是全部消失了呢？当然不是，其实蛮蛮还有很多其他的问题。下面我们将逐一讨论。

（三）ADHD 患儿的其他常见问题和应对方法（见表 5）

表 5　ADHD 患儿的其他常见问题和应对方法（以蛮蛮为例）

蛮蛮的其他问题	家长的应对方法
不爱干净，身上经常有饭粒、油汤渍、灰尘，喜欢在地上打滚	让蛮蛮自己洗衣服，家长在旁边可以帮一下。能保持两天整洁便给予小奖励。吃饭的时候端正姿势，禁止到处跑，没有吃好饭不许下座位。违反规则就要立即给予相应的惩罚，如取消晚上的零食或者减少看动画片的时间等。在地上打滚时，立即制止，并严厉地告诉他这种行为是错的

（续表）

蛮蛮的其他问题	家长的应对方法
咬指甲	帮助他释放紧张情绪，例如给他使用搓手巾、挤压抗压球或者咀嚼胶等
做事只凭兴趣，不喜欢的就不做，而对于喜欢的事情则会过度专注。如果有人打断他，他甚至会生气	对于他不喜欢但必须要做的事，可以降低难度、减少时间，但要求他必须坚持完成；而对于他喜欢的事情，要设定明确的时间，时间到了就要休息或者去做其他事。即使他不高兴或生气，也必须打断，逐渐培养孩子的耐受和抗压能力
总喜欢挑别人的毛病，而不愿意从自己身上找问题	首先，家长要反思自己是否存在这样的言语或行为。其次，要及时制止孩子挑剔或指责别人的行为。家长需要以温和而严肃的态度与孩子一起分析问题，先从自己身上找原因。同时，引导孩子寻找解决问题的办法，并反复教导孩子如何与他人相处与合作
面对老师和家长的批评时，顶嘴，不愿意认错	在指出孩子过错的时候，不要试图立即跟孩子讲道理或强迫他此时此刻必须承认错误，因为这样做不但不能让孩子认识到自己的错误，还可能强化孩子的敌对情绪，导致对立。家长应该冷处理，暂时不搭理孩子，让孩子自己先冷静下来，并给予他思考的时间。当孩子平静下来时，再与他一起分析为什么老师和家长会批评他，以及他错在哪里，一起思考以后可以如何改正

（续表）

蛮蛮的其他问题	家长的应对方法
总是感觉无聊	家长要意识到，对于 ADHD 患儿，无聊不一定是件坏事。需要让孩子学会忍耐无聊，让生活慢下来，不要求孩子随时都有事做，随时都忙忙碌碌。要给孩子自我反思的时间和空间

这么多的问题，是不是要同时解决呢？不是。家长的精力有限，若要同时解决多个问题，也会有不良情绪反应，从而不利于问题的解决。另外，过度的约束与教育会让孩子觉得什么事都在针对他，而不是在帮助他，他不仅无法产生成就感，还会积累出更多的对立情绪。教育本身就是个复杂的问题，更何况是对 ADHD 患儿的教育。对于复杂问题的解决，核心方法是厘清思路，保持耐心，稳定情绪，逐一解决。

1. 厘清思路：弄清楚问题的主要矛盾是什么，哪些问题是既紧急又重要，必须优先解决的，比如上课下座位、打扰他人等。对于重要但不紧急的问题，可以作为长期坚持的事项来解决，比如学习习惯不好、生活习惯不好等。对于紧急但不重要的问题，可以冷处理，先放一放，寻找合适的机会再解决，比如孩子又哭又闹、发脾气等。对于既不紧急也不重要的问题，我们就可以将其从问题清单中划掉，让孩子的生活变得简单一些，少一点外界的刺激，比如如何带孩子旅游开阔视野、给孩子办生日或节日派对等。

2. 保持耐心：由于 ADHD 患儿经常会犯同样的错误，既不记吃，也不记打，可能刚刚才教训过，没多久就又犯，所以家长的耐心对孩子的帮助也是非常重要的。

3. 稳定情绪：家长保持稳定的情绪输出，孩子在家长的影响下，才能用稳定的情绪来应对自己的不足和缺陷，在后续成长的过程中不至于出现很严重的人际交往问题，并容易得到外界的帮助。

4. 逐一解决：家长在帮助ADHD患儿解决问题时，尽管问题可能很多，但仍要保持耐心和稳定的情绪。同时，需要逐一解决每个问题，而不是一个问题还没解决好就迫不及待地转向下一个。这种方式不仅对孩子解决问题无益，还可能让孩子感觉到烦躁而不愿合作。当一个问题被解决后，要在一段时间内巩固，让孩子从解决问题中收获成就感，然后再着手帮助孩子解决下一个问题，这样孩子才会更愿意配合，并逐渐培养出自己积极面对问题、解决问题的能力。

表6是我们在进行行为干预时经常使用到的家庭日常情况记录表。

表6 家庭日常情况记录表

家庭日常情况记录表															
日期：															
类别	项目	周一	备注	周二	备注	周三	备注	周四	备注	周五	备注	周六	备注	周日	备注
生活	早上自觉按时起床+穿衣服+刷牙+洗脸														
	晚上自觉洗漱														
	（ ）点准时睡觉														
	睡觉前准备好明天要穿的衣服和需要带的物品														
	饭前洗手														
	吃饭不下座位														
	吃饭不挑食														
	吃饭不浪费														
	做家务														
	随手关灯														
	体育锻炼30分钟以上														
习惯	不乱发脾气														
	说话有礼貌														
	不乱喊乱叫														
	公共场合遵守行为规则														
	自己整理书桌+学习用品+玩具+书包														

对 ADHD 患儿的家长来说，他们在孩子的教育方面需要花费的精力可能是正常孩子家长的数倍，而且常常体会到强烈的挫败感。ADHD 患儿的症状经常会反复出现，而且患儿在成长的不同阶段可能伴随各种各样不同的问题，家长需要反复地教并灵活地应对。家长能越早意识到 ADHD 对孩子的影响以及孩子出现的行为问题，并采取科学的方法积极面对，早期进行系统的干预，孩子在成长过程中出现的伴随症状就会越少，程度越轻，家庭亲子关系也会更加融洽，更有助于孩子身心的健康发展。"动力飞轮"（见图9）能帮助父母更快地掌握对 ADHD 患儿的管理技巧，家长应该记住它并不断地实践它。

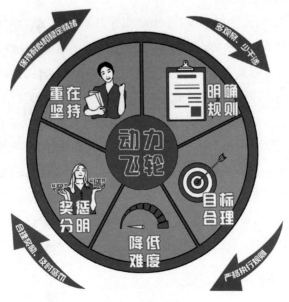

图9 动力飞轮

孩子越小，家长越容易培养他们良好的行为习惯和自我约束力。通过自动化的行为，可以弥补大脑前额叶发育不足的劣势。需要注意的是，我们之前也提到过，ADHD 患儿的家长很有可能也是 ADHD 患者，他们的习惯和生活方式本身就存在各种问题。即使家长意识到自己的问题，在短期内改变已经保持了几十年的认知行为习惯，也是很难，而且是不现实的。可能很多家长自学了很多关于 ADHD 患儿的教育方法，但由于家庭内部往往存在很多问题，比如夫妻意见不统一，老人对孩子溺爱，家长上班很忙且辛苦，根本无法再抽出精力来耐心地教育孩子等，靠家长自身的调整很难帮助到孩子。当家长遇到这些问题却难以解决时，寻找一个专业的 ADHD 治疗团队就很重要了。

但选择合适的专业治疗团队，其实并不容易。现在市场上打着注意力训练、大脑功能开发、幼小衔接教育、感统训练等名号的机构太多了，需要家长有一定的鉴别能力。ADHD 患儿的治疗应该是综合性的，除了要有医疗的介入，也需要长期正确的教育引导，所以家长在选择专业治疗团队时需要注意团队是否配有专业医生、专业心理教育从业人员，以及有责任心的行为、执行功能训练师等。

孩子年龄越大，已有的不良行为习惯就越固化，孩子的对立抵触情绪也越强，家长介入教育的难度也越大。上小学后，随着课业负担变大，人际交往需求的增加，孩子所面对的困难也会越来越多。在下一章节中，我们将讨论 ADHD 患儿在小学阶段的常见问题以及应对措施。

第八章

治疗实战篇：学龄期 ADHD 患儿的干预指导

在我国当前的教育体制下，从小学开始，课业负担逐年加重，孩子在课后花在家庭作业和学科内容上的时间越来越多，而花在运动和兴趣爱好上的时间却日益减少。这种情况对孩子的成长，特别是对 ADHD 患儿的成长带来了不利影响。作为家长，我们能做的是根据自己孩子的发展特点，尽可能地帮助孩子更好地适应各个阶段学校、社会对他的要求。然而，这也意味着对 ADHD 患儿家长提出了更高的要求。上一章提到的学龄前 ADHD 患儿的干预方法在学龄期虽然同样适用，但这个阶段的孩子随着成长会出现新的需求和问题，他们需要家长更有针对性的协助。接下来，我们将详细讨论学龄期不同性别 ADHD 患儿的常见问题以及应对方式。

一、案例还原

（一）粗心、拖拉的女孩小玲

小学三年级的小玲是一个非常聪明的女孩子，她总能够在课堂上迅速掌握新知识。然而，在学校她也面临一些问题——很难长时间专注于一件事情，常常会分心。她的老师注意到，她在课堂上要么看窗外，要么看同桌，或者无法克制地与同桌交谈，扰乱了课堂纪律。小玲每天的家庭作业总是很晚才能完成，但问题并不在于作业过多，而是她在做作业时总是一会儿喝口水，一会儿上厕所，一会儿玩橡皮，一会儿发发呆……在阅读语文课文时，她常常漏字、跳字，甚至遗漏段落；做数学题时，明明题目上的数字是 8，她写下来却成了 6；背记英语单词时，漏几个字母更是家常便饭了。每次考试卷发下来，扣分最多的地方通常都是粗心大意导致的。随着年龄增长，她还学会了钻空子甚至撒谎，明明没有写作业，却告诉老师说忘带了，向父母则说作业在学校已经完成。直到两周后，老师忍无可忍，与小玲的妈妈沟通并透露了小玲最近作业的混乱情况，才让爸爸妈妈意识到小玲一直在两头儿欺骗。

在生活中，小玲需要很长时间才能完成一项任务，因为她经常中断任务，忙着做其他事情，这令她的父母忧心不已。

注意力问题也影响了小玲的社交能力。她难以与同学们保持良好的沟通，常常打断别人的谈话或提问，让同学们感到困扰，大家逐渐不再愿意与她玩耍。此外，在与同学的交往中，她还非常敏感，总觉得别人在议论她。在团体任务中，她容易感到不公平，并且经常斤斤计较，这让她与同学相处时缺乏自信，容易变得易怒暴躁。

小玲的情况代表了学龄期患有 ADHD 的女孩常见的特点。

（二）冲动、畏难的男孩小刚

小刚也患有 ADHD，小学一年级的时候就很难集中注意力和控制自己的行为。在课堂上，他常常分心，老师经常注意到他不停地扭动身体、摇头晃脑，甚至发出声音来吸引同学的注意。有时候，他甚至会躲到桌子下面。小刚也常常打断老师的讲话，即使老师不断提醒他坐端正、不插嘴或不准自言自语，他好像根本没有听见似的。他还经常打断其他同学的发言，很难等待自己的轮次。刚上小学一年级时，小刚的父母认为是因为孩子还小，男孩子调皮也正常，想着可能再大点就会好些。可当他进入小学二年级后，问题变得更加严重了。他总喜欢去干涉其他同学的事情，甚至常常和同学吵架或打架。在吃午饭排队时，他也常常不遵守规矩，这让同学们都感到很不满，但小刚似乎并不在意。如果老师批评他，他不仅会回嘴，有时还会愤怒地摔东西。在进行集体活动，老师解释规则时，小刚只顾自己的事情，根本不听，导致在活动开始后，他通常会犯错或者根本不明白规则。最糟糕的是，如果碰到他情绪不好，老师批评他，他甚至还会打老师。

除了在学校和课堂上经常惹麻烦，小刚回到家后也是问题一大堆。他很难坚持完成家庭作业，即使勉强完成了，也是应付了事。他的表现受情绪影响很大，心情好时能认真完成作业，但情绪不好时什么都不愿意做。由于父母工作很忙，他大部分时间是由爷爷奶奶来照顾，到了小学二年级，老人基本管不住了，作业、家务都不愿意做，一让他做就发脾气大吵大闹。一回家就埋头看电视或者玩平板电脑，只有在这些电子产品面前他才会静下来。由于老人怕吵闹，乐意让他安静，既然管不住他，也就随他怎么玩了。他在家的时候，家里随时都跟被打劫了一样，到处都是他的玩具和他丢弃的物品，无论怎么提醒他都没有太大效果，爷爷奶奶也束手无策。

为了不让小刚的成绩太差，妈妈给他报了各种课外辅导班，包括写字、绘画、篮球、游泳、街舞、英语、奥数、作文等。然而，几乎每一个辅导班都没有坚持到最后，不是因为小刚自己不愿意去，就是因为辅导老师建议暂停。在篮球班，小刚竟然用篮球砸队友，被教练直接停了课。在英语、奥数和作文班上，他经常捣乱，回家也不完成作业。这些问题给小刚和他的家人带来了很大的困扰。家长经常感到无助，不知道如何帮助他控制自己的行为。老师也很难应对他的表现，因为小刚的情绪和行为常常影响班级纪律，学校只能要求妈妈到学校陪读，否则就建议休学。

二、症状总结

女孩的 ADHD 症状主要表现在注意力不集中方面，而多动 – 冲动行为较少。相比之下，男孩则更多表现为混合症状，既有注意力不集中，又伴随多动 – 冲动的行为。无论男女，对他们的帮助原则是一致的：侧重于提醒他们"慢下来"，以应对问题，同时有针对性地缓解具体症状，逐步巩固良好的行为习惯。在这个阶段，孩子的畏难情绪可能会更加明显，因为他们将会面对更多的困难。因此，此时的他们需要更多的家庭支持。此时的教育引导对于他们日后步入青春期后更好地控制行为和情绪至关重要，有助于缓解青春期更强烈的叛逆情绪和情绪波动，从而减少不良行为的发生。

这个阶段，孩子的大脑和身体都处于快速发育时期，然而，相比同龄孩子，ADHD 患儿的发育速度可能较慢，因此，他们可能每天都会遇到新困难。父母需要更仔细地观察、更耐心地引导，并及时提供帮助。应该鼓励孩子更多地参与家庭事务，培养他们的动手能力，通过具体活动逐渐培养孩子的观察力、专注力，引导他们学会承受失败之痛和享受努力取得成果的喜悦。对于学龄期 ADHD 患儿，医疗和教育的结合干预最为关键。如果错过这个时期，等到孩子步入青春期后，介入治疗和教育将变得更为困难。

让我们先来了解一下 ADHD 患儿的大脑在学习过程中的一些特点。

ADHD 患儿的大脑发育直接影响其执行功能、注意力和自我控制能力。ADHD 患儿在学习过程中通常表现出注意力集中困难、过度活跃以及执行功能不好。脑科学的研究发现，ADHD 患儿大脑不同的感知觉处理方式才是影响他们学习效率的关键，而非智力差异。比如，在听觉任务上的表现不好，听到的指令很快就忘，或者听课时候很难集中注意力，容易走神。

研究发现，ADHD 患儿在视觉空间智能方面有优势，因此，动手实际操作的学习方式能让 ADHD 患儿更直接地理解问题，加深印象。传统课堂的口头传授、在听课中反复重复和背诵、记忆的学习方式，显然无法给 ADHD 患儿大脑提供足够的刺激。这是 ADHD 患儿在中小学阶段听课、学习吃力，总被指责上课分神的主要原因。现在的课堂因为整合了多媒体课件、网课视频以及语音资源，很大程度上帮助 ADHD 患儿克服了因为无趣导致分心走神的困难。可这也意味着，想要取得好的学习效果，ADHD 患儿需要花更多的时间在课下进行学习。

我们所学到的知识大部分是靠理解意义来真正储存在大脑里的。个体擅长的学习方式可以帮助大脑更快地接受新知识，提高学习效率，但如果只依赖优势的学习方式，对知识的理解并不深刻，知识就很难被长期储存并灵活地应用，所以常常出现记得快忘得更快的现象。ADHD 患儿的家长往往希望孩子下课后尽快地完成作业进行复习巩固，但对于经历了一天学校课程的 ADHD 患儿，大脑的能量已经耗尽，此时他们迫切需要的就是好好放松，当我们急切地把孩子按在书桌前，患儿的畏难情绪就会一下子全冒出来。因此，家长对 ADHD 患儿的支持，不应该是强迫其坐在书桌前，跟孩子死碰到作业做完为止，强迫孩子闷头死学、死背。反过来思考，学习不可能只依赖一种模式、一种方法，我们可以利用 ADHD 患儿的优势领域和学习特点，帮助患儿通过多感官刺激、多角度理解将知识内化于心。

学龄期，孩子可能出现以下五类主要问题：注意力不集中、过度活跃、冲动行为、学习困难、过度专注。青春期，ADHD 患儿所面对的最大挑战主要来自学业，最大困难是学业效率低下，最坏结果是厌学和出现情绪问题。所以家长最需要帮助孩子的是在学习方法上给孩子一些指导，提高他们的学习效率。接下来，我们将对这些问题分别进行详细讨论。

三、应对措施

（一）注意力不集中的应对措施

主要是针对需要付出努力的事情，如上课和完成作业。

1. 无法长时间集中注意力：ADHD 患儿很难在一项任务或活动中保持长时间的专注，往往会分心或半途而废，难以完成工作。

2. 容易分心：ADHD 患儿在任务中容易分心，容易对周围的事物产生兴趣或难以抵御干扰。许多时候，任务完成一半就被其他事情吸引，导致任务中断并耽误时间。例如，在上课时，他们经常会被教室外的动静或同学的行为吸引，无法专注于老师的讲解。

3. 组织和计划性差：ADHD 患儿在制定和执行有效的计划方面可能存在困难。他们难以确定完成任务所需的步骤、时间安排以及如何评估进展。

4.容易遗忘：ADHD 患儿容易忘记自己的责任和任务，如家庭作业、学习计划、约定等。

5.对危险不敏感：他们常常因注意不到潜在的危险因素而导致他人或自己受伤。

父母该如何帮助 ADHD 患儿更好地集中注意力呢？

1.计划外显：制定详细的日常计划并监督其完成。一个详细的日程表或计划，有助于患儿更好地组织自己的任务和时间，减少分心和忘记的情况。这可以包括每天要完成的任务、每周的课外活动、特殊事件和学习计划等。尽管这一步看似简单，但实际执行难度很大，因为家长需要长期坚持监督患儿。如果没有家长监督（监督≠代办），让患儿依靠自觉完成任务几乎是不可能的。因此，日程表或计划应该摆放在家中显眼的地方，由父母负责记录完成情况，并帮助患儿养成每天按计划行事的习惯。这样可以通过外部约束逐渐培养孩子按计划行动的自觉性。

2.创造一个有序的环境：一个有序的环境有助于减少患儿分心的可能性。父母可以与患儿一起整理书桌、卧室和其他常用区域，帮助孩子保持整洁和有序。最初，父母可以协助患儿整理（协助≠代办），然后逐渐放手，让患儿养成自己整理的习惯。不必对患儿的整理结果要求太高，只要确保书桌上没有玩具和过多的文具即可。这样的做法旨在帮助患儿养成习惯——坐到书桌前，他们已经习惯性地确保环境有序，以最大程度地减少干扰。尽管养成这一习惯可能需要很长时间,但只要父母耐心坚持,不断帮助患儿,终会有成效。

3.给患儿充足的休息时间：确保患儿每天都有充足的睡眠和休息时间，这一点非常重要，因为这有助于改善患儿的注意力和专注力。在学习和课外活动之间合理安排休息时间，让患儿在这段时间内进行一些轻松的活动，有助于恢复精力。当患儿放学回家后，不要急于要求他们做作业，因为他们在学校度过了八九个小时，已经消耗了大量精力，无法再专注地完成作业。可以让他们在正餐前吃些点心来补充能量，然后安排一些有规则的体育运动，比如乒乓球、羽毛球、篮球、足球、游泳等，这可以提高心率、促进血液循环，有助于给大脑快速供应能量，减轻因家庭作业而产生的烦躁情绪，提高作业完成效率。

4.进行正面反馈：患儿需要经常性的正向反馈，以激励他们在执行任务时表现得更出色。当患儿在执行任务时分散了注意力或被其他事情吸引，父母要避免情绪化和侮辱性的言语，应及时提醒他们回到原来的任务中，并鼓励他们坚持下去。正向反馈有助于激发患儿的动力和自信心。但也不能过分以及不切实际地夸奖，主要肯定其努力的行为过程而不是其先天条件，如容貌、智力等。

5.简化生活：减少家里不必要的物品，减少患儿的非必要事务，比如减少过多的培训班课程和多余的玩具、文具等用品。增加体育锻炼，以提供脑力活动所需的身体基础。

6.认知训练：研究表明，认知训练可以改善患儿的工作记忆、专注力、灵活性和耐心，然而，传统的认知训练通常比较枯燥，难以坚持。但随着数字化认知训练游戏的开发，这个问题得到了很好的改善。不过，应该注意不要将数字化认知训练当成游戏，要控制训练时间，并坚持下去。每天花 10~15 分钟进行训练，每次训练都要设定一个小而可行的目标。如果当天没达到目标，就在第二天继续，直到目标达成。在训练过程中，父母需要观察患儿的表现，找出其在认知领域的优点和不足，帮助他们分析提高自己的方法，然后引导他们将这些方法应用到日常生活中。只有这样的数字化认知训练才能真正有效。

（二）过度活跃、多动、不安的应对措施

ADHD 患儿难以安静地坐着或保持安静的状态。他们可能会频繁地站起来或四处走动，无法保持静止；很难注意到不同场合的区别，即使是一个需要严肃、安静的场合，也会大声说话或打闹；很难坚持安静地坐在座位上，可能时而钻到桌子下面，时而坐到椅子靠背上。

父母该如何帮助患儿安静下来呢？

1. 让患儿规律地进行有规则要求的运动和体育活动。参加适当的体育活动能够让患儿专注在同一个任务上，从而消耗多余的能量，同时促进身体内啡肽、多巴胺等神经递质的产生，刺激前额叶皮质兴奋，更好地抑制分心、多动等行为。这也可以提高患儿的心肺功能和身体协调性。

2. 安排规律的日常生活。规律的日常生活可以帮助患儿建立稳定的生活节奏和习惯，使其对时间有更强的把控感，知道接下来该做什么。这可以有效地缓解患儿的焦虑和紧张感，从而减少过度活跃和多动、不安的表现。

3. 安排目标明确的任务和活动。为患儿安排一些目标明确且容易完成的任务和活动，可以帮助他们集中注意力，充分发挥精力，有助于减少他们的过度活跃和多动、不安。在制定任务和活动的目标时，父母需要充分考虑患儿的发展水平和能力范围，因为难度过大的任务和活动可能会产生相反的效果。

4. 提供清晰的指示和规范。让患儿明确了解行动的具体步骤，而不是泛泛而谈，特别是当患儿对任务不熟悉时。例如，让患儿擦玻璃时，父母不应只告诉他把玻璃擦亮或者只告诉他用抹布擦，而应该为他提供明确的分步示范。首先，使用湿抹布擦拭掉玻璃上的污垢。然后使用干抹布将水渍擦干净，这样玻璃就会变得非常干净。最后，看着孩子做一遍，直到确认他掌握了要领再离开。再比如，当患儿需要上台演讲时，父母不能只告诉他要勇敢、大方，因为这并不能有效帮助患儿。通常，父母需要和患儿从演讲稿的撰写开始，去帮助患儿解决遇到的具体困难，例如在哪些地方加入适当的肢体动作等，这样才能有效减轻患儿的焦虑和不安，减少多动和冲动的行为。

5. 制定适当的奖励和惩罚机制。前文已经提到如何制定适当的奖励和惩罚机制，以帮助患儿培养良好的行为习惯。父母需要积极创造适当的压力环境，以提高患儿的自我控制和自我管理能力，从而形成自我约束，减少过度活跃和多动、不安的行为。

（三）冲动行为的应对措施

ADHD 患儿的冲动行为危害极大，不仅伤害自己，也伤害他人，他们往往在事后体验到痛苦、不安和自责感。冲动行为主要有以下表现。

1. 不耐烦和焦躁：患儿表现出缺乏耐心，容易变得焦躁，不能等待或按规则要求完成自己的任务，像排队这种需要等待和遵守规则的事是很多患儿的噩梦。

2. 难以抑制冲动：当有突发事件或令患儿不高兴的事情发生时，患儿很难抑制情绪上的冲动，经常做出冲动行为，例如随意打断别人的谈话、骂人甚至动手打人等。

3. 言语冲动：患儿在与他人交流时会不假思索地说出让自己后悔的话。例如在生气或焦虑时，会随意责骂、攻击别人或直指对方痛处等。

4. 做事不考虑后果：患儿在做事前常常不考虑行为可能导致的后果，例如在过马路时不顾左右来车，贸然穿越马路，或在游戏中因激动而破坏规则，或拿到心仪的玩具时立刻打开并开始玩，不顾及其他人的看法和规矩等。

5. 赢不起，更输不起：但凡涉及团体竞争性活动时，赢了会非常兴奋且不在乎其他人的感受；输了会大发脾气，甚至与他人发生冲突。

父母该如何帮助患儿克服冲动行为并管理情绪？

1. 给患儿制定的规则和计划需要写出来并放在显眼的地方，以确保患儿清楚自己需要做什么，按时间要求完成任务。同时告诉患儿不要轻易打破规则，明确规定违规行为需要承担的责任。

2. 帮助患儿找到合适的情绪出口。当患儿感到生气或烦躁时，父母的首要任务是冷静自己的情绪，避免通过言语或行动进一步刺激患儿。此时，不要试图急于给患儿讲道理或分析问题，也不要强迫患儿做其他事情，试图转移其注意力，因为这时候的说教只会让患儿的情绪更加激动。在保证患儿安全的情况下，给予患儿一些独自冷静下来的时间和空间，以便其消化激发情绪的事件。待患儿的情绪平静下来之后再跟他讨论问题或事件本身，以及更好地处理类似情况的具体方法。父母需要学会在适合的时间（如患儿情绪已经平静或事件已经过去）用讲故事的方式与患儿讨论事件本身，接受患儿的一些幼稚的想法与问题，引导患儿逐渐深入思考，在讨论过程中，若患儿出现抵触或对抗情绪，父母应该及时停止讨论并转移话题，以后再找机会与患儿讨论相关话题。

3. 为患儿提供足够的支持和激励。帮助患儿学会情绪控制需要父母在日常生活中付出更多精力，以提高患儿应对压力的能力。家务劳动是父母实施帮助的最好场景。患儿本是家庭成员的一分子，那他自然也应该承担部分力所能及的家务劳动，但这一点往往最容易被家长忽视。家务劳动的特点是简单、重复与枯燥，有条理性并能给人以有成就感，这些正是 ADHD 患儿所需要的。

简单：患儿不会有很强的畏难情绪，容易在父母的协助下完成。

重复与枯燥：家务是永远都干不完的体力劳动，能够培养孩子的行动力和耐心，让孩子明确知道做该做的事而不是想做的事，换个角度看，也是手脑协调运动的长期训练。

有条理性：每件家务都是有步骤和条理的，比如洗碗，需要依次进行，如收拾碗筷、放洗洁精、去污、清洗、收纳、清理灶台等。孩子的计划性和规则意识就是从生活的小事中逐渐培养出来的。

给人以成就感：孩子很容易从家务劳动中看到自己行为的结果。碗盘变干净了，地面变光亮了，房间变整洁了，从而心情变舒畅了。生活中自我价值的正向体现能够弥补孩子因其他方面不足所导致的负面情感。

在患儿家务劳动过程中，父母需要注意的是避免评价，尤其是当患儿做得不好的时候，不要急于指正，给患儿一个逐渐熟悉的过程。当患儿完成得很好时，一个拥抱、一个击掌甚至一个简单的微笑，对患儿的激励都要比言语的夸奖来得更有效。

4.增加患儿的阅读量，锻炼其语言表达能力。帮助患儿提升言语理解能力，能够让患儿在跟外界沟通的过程中更好地表达自己的感受，避免由于不当表达或误解导致冲突发生。

5.与患儿一起参加亲子桌游活动。游戏也是教育孩子的最好方式之一。父母是可以毫无痕迹地控制游戏的进度以及输赢的，在游戏的过程中，要让患儿知道，到每个人都是有输有赢的。"输"不丢人，不能生气，逐渐磨炼患儿的耐心与抗压能力；"赢"也不需要过分炫耀，要保持克制，要顾及他人的感受，不断地训练患儿对他人情绪变化的感知能力。

6.帮助孩子坚持认知训练，提高孩子前额叶皮质的活跃度。坚持进行认知训练，可以提升患儿的认知水平，刺激大脑前额叶皮质的发育，提高抑制边缘系统所产生的冲动情绪的能力。

7.引导患儿学会处理在突发事件中的冲动情绪。如用冷水洗脸、腹式呼吸和冥想技巧等方法都是有效的。用冷水洗脸、腹式呼吸都可以迅速降低交感神经活性，减缓心率、降低血压，从而在短时间内帮助患儿缓解冲动情绪。而日常的冥想技巧练习则有助于增强在突发事件中快速缓解焦虑和冲动的能力，以及提高自我控制能力。

8.与老师和医生合作。家长、医生和老师一同参与患儿的治疗计划，能更加有效地帮助患儿进行全面的治疗。

（四）学业困难的应对措施

很多 ADHD 患儿直到出现明显的学业困难，甚至厌学情绪时，父母才会意识到多动症对患儿的严重影响。特别是在患儿进入小学四五年级后，他们可能出现不写作业、背课文困难、无法集中注意力、难以跟上进度、考试成绩下滑，甚至不愿参加考试等情况。往往这时，家长才会带患儿去医院或是专业机构寻求帮助。

1. 患儿难以在课堂上长时间集中注意力和保持专注，容易受外界干扰而分散注意力，导致上课效率不高，从而无法充分理解和记忆课堂内容。

2. 孩子在学习方法和作业安排方面缺乏计划性，不愿意进行复习和预习，经常拖延或不能完成作业，不理解的知识点越积越多，导致课业成绩下降。患儿对学习失去了信心，难以激发兴趣，时间久了就会产生厌学情绪。

3. 日常的学习中有大量知识点需要反复记忆和学习，这对于患儿来说非常枯燥，甚至难以忍受。此外，患儿记忆准确性难以提升，经常会对记忆的内容有遗漏或记错了，这也导致他们在考试中答题不准确，成绩不佳。

4. ADHD 患儿经常丢失或忘记课本、笔记、作业等学习用品，这会导致上课时缺少必要的学习材料，从而影响课堂学习效果。

5. 患儿在阅读理解和写作方面存在困难，难以理解长篇文章的主题和要点，也难以组织自己的语言，常常无法清晰地表达自己的观点。

6. 患儿在数学方面存在的困难，主要集中表现在容易看错和遗漏数字，难以掌握基本的数学概念和解题技巧，难以理解和解答复杂的数学问题等。

父母该如何帮助患儿应对学业困难？

父母需要在小学阶段降低对患儿的学业预期，小学阶段以培养患儿良好的行为习惯为主。ADHD 患儿建立良好的行为习惯比正常孩子需要花费更长时间，而且同样的问题可能会反复出现，因此需要不断地反复强化。

学习本身是一件需要不断重复、日积月累、高度专注和投入大量脑力的任务。完成学习任务所需要的这些恰恰都不是 ADHD 患儿所擅长的。学习对他们来说需要比正常孩子消耗更多的精力，因此，期望他们像正常孩子一样顺利地养成放学后迅速完成家庭作业的习惯是不现实的。在学校进行了一天的学习后，ADHD 患儿根本没有更多精力再集中注意力去完成家庭作业。此外，由于精力有限，他们容易变得烦躁。在这种情况下，让他们做难度较大的任务，他们的配合度会很低，而且很可能会出现不良的情绪或行为。因此，父母需要更加理解患儿。那么，具体应该如何应对呢？

1. 放学后，不要立即对患儿的事问东问西，如果患儿愿意分享，父母应认真倾听；如果患儿不愿意谈，可以等待患儿精力恢复后再询问。

2. 接患儿回家后，可以让他吃点水果来补充能量，香蕉是个不错的选择，它能快速补充体力和精力。

3. 到家后，不要急于催促患儿立刻开始做作业。可以陪患儿进行半小时的有规律的运动，如挥拍类运动和大球类运动，这有助于提高心率、促进血液循环和呼吸，为大脑迅速提供所需的能量（葡萄糖和氧气），以帮助患儿恢复脑力。值得注意的是，6~12 岁的孩子基础代谢率高于成年人，虽然我们经常看到孩子又跑又跳，好像并不缺乏运动，但随意性的运动强度是不够的，不足以迅速为大脑提供足够的能量。

4. 运动之后，晚餐尽量给患儿提供全面、充足的营养，推荐进食蔬菜、蛋白质含量高的食物和适量的坚果。蔬菜能提供肠道菌群所需的膳食纤维，蛋白质含量高的食物能为身体提供稳定的能量，而坚果可以补充更多的微量元素。

5. 患儿恢复了精神和脑力后，父母尽量为其打造一个安静、整洁、光线充足的学习环境，并确保这个区域不受干扰。特别是患儿的书桌上，不应放除了作业和课本之外的其他物品。

6. 帮助患儿制定清晰的学习计划，让其更好地组织学习时间和合理分配精力。父母需要了解患儿的专注时长，如果患儿只能持续专注 5 分钟，那么就不应该安排 6 分钟的学习任务，否则，患儿容易产生畏难情绪，慢慢养成拖延的习惯。如果患儿只能认真做 5 分钟的作业，父母应该鼓励患儿在这 5 分钟内全身心地投入，5 分钟之后让患儿短暂休息。这样的安排可以缓解患儿对学习的畏难情绪，使他们能够在自己的能力范围内配合。随后，根据患儿的完成情况逐渐增加作业时长至 10 分钟、15 分钟、20 分钟……增加时长的原则是患儿在这段时间内能够认真做作业。从 5 分钟增加到 20 分钟的这个过程可能需要几周甚至几个月的时间，父母在这个过程中一定不能着急，多观察患儿在这个专注时间中的具体表现，随时调整计划。父母在这个过程中需要帮助患儿设定明确的目标，也需要让自己严格按照计划一一落实。

7. 鼓励患儿阅读，增加亲子共读时间。阅读可以提高患儿的语言表达能力、想象力和思维能力，进而逐渐养成先思而后行的习惯。父母应该鼓励患儿将阅读中获得的知识应用于实际，以提高他们的思维灵活性，并适时给予鼓励和奖励，以强化患儿的积极行为。

8. 帮助孩子建立时间观念。ADHD 患儿的时间利用常常是碎片化的，因此，患儿需要明确时间的概念，例如秒、分钟、小时、天、星期、月和年等时间单位。可以借助时钟、日历、计时器等工具来帮助患儿感知时间的长短。此外，要让患儿明确了解一些日常活动需要的大致时间，如午饭用时、完成各科作业需要的时间、一部动画片的时长、具体家务劳动所需的时间等。同时，也要教导患儿明白 1 分钟内可以完成哪些事情、10 分钟可以做哪些事情、30 分钟又可以做多少事情，从而让患儿对时间有一个清晰的量化。

9. 保证患儿每天有 9~10 小时的充足的睡眠时间。在睡觉前不要让患儿过于兴奋，要提前 30 分钟帮助患儿进入平静的放松状态。然而，对很多 ADHD 患儿来说，晚上受作业、课外兴趣培养班（如学习乐器、英语或是棋类等）的影响，睡前通常有很多任务尚未完成，想按时睡觉是比较困难的。那应该怎么办呢？这需要教导患儿如何在多项任务中设置优先级和进行任务分配，明确哪些任务是必须完成的，如家庭作业，哪些任务可以等待，如观看电视、玩游戏或参加课外兴趣班。父母可指导患儿将任务分解为一个个小任务，逐个完成，从而避免畏难情绪，更好地完成任务。父母还应指导患儿在有限的时间内，先完成必须要做的任务，然后再处理那些为个人发展锦上添花的任务。这样可以最大程度地减轻 ADHD 患儿在学业上的焦虑，同时培养他们的自信心。要铭记，保证充足的睡眠是前提。

很多患儿在纠正行为方式的初期往往比较拖沓，难以在规定的时间内完成必须完成的作业。对于这种情况，父母应该怎么应对呢？首先，需要分析患儿为何无法完成作业，找出问题的原因。根据原因，有针对性地协助患儿提高效率。上文详细介绍了一些具体的实施方法。其次，尽量避免过多的课外兴趣班，让患儿先专注应对必须完成的学业问题，以减轻他们对学业的恐惧感。明确告诉患儿，在完成作业之前和睡觉之前的那段时间都是他们可以自由支配的时间，他们可以选择看一集动画片、阅读喜欢的书籍或玩玩具等，但不能玩手机或进行电子游戏。随着患儿养成良好的学习习惯，可以根据患儿的特长、爱好逐渐增加课外兴趣培训的内容，但要确保时间和频率合适，不让患儿太疲惫。

不要指望以上这些措施可以一劳永逸地解决问题，因为孩子在不断地快速成长，每天都可能出现一些新的问题。因此，家长需要根据患儿的具体情况，在不改变总体应对原则的基础上，不断地调整一些具体的应对策略。家长在给予患儿足够的爱和支持的同时，也必须坚定地遵守制定的规则。

（五）过度专注的应对措施

有些 ADHD 患儿喜欢读书，他们能在书中找到各种新奇的事情来满足自己的好奇心。对自己感兴趣的书往往一看就是两三个小时，这让很多父母感到欣慰，甚至父母因此觉得患儿没有注意缺陷。然而，当询问患儿关于书中的一些重要细节时，患儿往往答不上来，要么忘了，要么张冠李戴。实际上他们读书的效率并不高。与其说他们喜欢读书，不如说他们喜欢在书中寻找能引起他们兴趣和使他们感到兴奋的内容，对自己不感兴趣的书，他们可能翻都不会翻。其实这就是"过度专注"的表现。

比起看书，更多的 ADHD 患儿的爱好是玩电子游戏和看电视。很多家长觉得孩子在看电视、耍手机或玩游戏的时候能安静地坐在那几个小时不动，他们好像没有注意缺陷。其实，这时孩子主要用到的是被动注意力，并不是在主动专注于思考，而是被电视、手机或游戏里提前设计好的丰富、有趣、刺激的内容所吸引，这些内容为大脑提供了强刺激，从而引起大脑的兴奋。需要做出意志努力以实现目标的注意活动则属于主动注意力，而 ADHD 患儿通常缺乏主动注意力以及主动注意的持续时长较短。

ADHD 患儿的过度专注，又称为"超级专注"，表现为患儿在某些特定任务或兴趣上表现出非常强的注意力和持续的专注力，通常比同龄人能更长时间地集中精力，很难从中分心。家长会发现患儿只愿意做自己喜欢的事情，对不感兴趣的事很难认真完成，甚至会有对抗情绪，完全耐受不了自己不感兴趣的事情。

尽管过度专注的行为可能会给患儿带来某些优势，例如在特定领域取得优异成绩或表现出创造性，但这种行为也可能会导致患儿忽略其他重要的任务或活动，影响他们的学习和生活。中国的基础教育属于通识教育，对孩子的要求是全面发展，很多内容都会学习到，这就给 ADHD 患儿提出了更高的要求，需要他们耐受他们不喜欢的学科学习。这也是为什么这类孩子很容易偏科的原因。

因此，家长和老师需要关注患儿的过度专注行为，以确保患儿均衡发展，使其不仅在感兴趣的领域表现出色，同时也能够完成其他必要的任务和承担必要的责任。当患儿出现过度专注的情况时，父母是否该打断呢？

当患儿后续还有他必须完成的任务时，如家庭作业、家务劳动、体育运动或是睡觉等，是可以打断过度专注中的患儿的，即使他是在看书，也要打断，让他休息眼睛和大脑，并准备着手后续该完成的任务。

如何打断过度专注中的患儿而不引起他们激烈的情绪反应呢？在患儿做喜欢的事之前就要商量好一个具体的时间，可以设一个闹钟作为提醒，时间可以提前 2~5 分钟，让患儿有一个从专注过程中抽离出来的缓冲阶段。当时间到了之后，父母一定要坚定地结束患儿手中的事，即使他有情绪，也要让患儿自己慢慢地平静下来，不能因为患儿的情绪而改变规则。

如果患儿的过度专注不是用来从事看电视、玩游戏之类使用被动注意力的活动，而是用于做手工、运动、做科学实验等需要长时间的主动的专注和思考的活动，在确保不会影响患儿后续的日常生活和必须完成的任务时，家长可以考虑给患儿一些自由和支持，以鼓励患儿在感兴趣的领域继续发挥优势。这样可以增强患儿的自尊心、成就感和自我认同感，同时也有助于促进他们大脑前额叶皮质的发育和他们自身的成长。

四、其他伴随症状及应对措施

（一）言语理解障碍

ADHD 患儿给我们的印象大多是像一个不定时炸弹，你不知道哪句话就会引爆他们的情绪。在正常人听起来很稀松平常的言语，ADHD 患儿听起来可能就是不一样的味道了，他们很容易误解他人说话的意思。这是为什么呢？

1. 注意力不集中：无法专注于他人的讲话内容，而是想到其他事情，错过重要信息。

2. 模糊理解：会对他人的话产生误解，以为自己理解了别人的意思，但实际上理解不准确。

3. 细节处理困难：难以理解言语中的细节，例如隐含含义、双关语、暗示语等。

4.记忆困难：难以记忆信息，容易忘记他人所说的话或任务要求。

5.社交困难：在以上一系列的问题出现后，与人相处时往往就会出现难以理解他人的意图、情感的情况，无法进行有效的社交。

在和 ADHD 患儿相处时，有时会有种"鸡同鸭讲"的感觉，慢慢地，周围人就不愿意和 ADHD 患儿交流了，甚至会觉得他们是另类而孤立他们，进一步导致他们在交往方面上出现更多的问题。但如果教育者能坚持干预原则持续对患儿进行帮助，这些问题会被逐渐改善。

（二）社交问题

女患儿和男患儿在社交中表现出的问题并不完全相同。

女患儿的主要表现特点包括有时不能很好地理解别人的情感，或无法恰当表达自己的情感，这可能导致她们与他人之间的交流出现困难。她们交往能力欠佳，例如在社交场合中无法参与游戏或与他人互动；可能没有很好的交往技能，例如与他人谈话时没有注重对方的情感或需要，或者没有使用适当的语气和身体语言；可能会遇到交往问题，例如无法建立或维持友谊，或者无法理解他人的期望。由于行为方式与其他孩子不同，她们可能会被孤立，无法融入团体，这可能导致她们感到沮丧。

男患儿的主要表现特点包括由于过度亢奋和多动、不安而影响他们的社交能力，使得他们很难安静地坐下来与他人交流。缺乏耐心和注意力，难以集中注意力聆听别人的讲话或者表达自己的观点，这可能会给人留下不尊重他人的印象。不守规矩和冲动行为会给其他人带来不适和困扰，例如随意打扰别人、乱抢东西等。他们可能会在社交场合表现得比较鲁莽和冲动，容易冲动地做出不明智的决定或者行为，这也会影响他们的社交能力。由于缺乏自我控制和社交技巧，他们可能很难和其他人建立稳定和有意义的社交关系，在与同伴的交往中可能会出现冲突和误解。

父母该如何帮助患儿应对社交困难？

1. 接受患儿的特点和不足：父母需要接受患儿的特点，陪同他面对社交方面的问题，避免责备患儿或给患儿施加过大的压力，让患儿感到更自信和受到支持。

2. 帮助患儿学习社交技能：父母可以帮助患儿学习社交技能，例如主动打招呼、寻找共同话题、积极参与集体活动等。可以利用角色扮演或其他方法，让患儿练习这些技能，并提供反馈和指导。

3. 提供机会和支持：父母可以为患儿提供参与社交活动的机会和支持，例如鼓励其参加校外活动、加入社交团体、邀请朋友到家里玩等。同时，需要为患儿提供足够的准备和支持，避免让患儿感到焦虑和困惑。

4. 强调患儿的优点和价值：父母需要强调患儿的优点和价值，并鼓励患儿积极发掘自己的潜力和特长。这可以提高患儿的自信心和自尊心，从而更好地应对社交困难。

五、青春期 ADHD 患儿的主要症状表现和家长应对策略

如果在学龄期 ADHD 患儿没有及时得到治疗和干预，他们进入青春期后更容易出现情绪障碍、人际交往障碍和学业困难。青少年在这个阶段需要更多的独立空间，但由于 ADHD 患儿自身有很多

的不良习惯，如生活没有计划和条理、健忘、不守时等，患儿独处时会面临更多的精神困扰。父母如果干涉太多，会引起患儿强烈的对抗情绪，但是完全放手，患儿又会迷失方向，不知所措。跟这个年龄段的患儿相处，父母需要有一些智慧，掌握以下几个应对措施。

1. 不能还像患儿小学时那样手把手地去教，事无巨细地去管，需要逐渐放权给患儿，培养他们独立自主的能力，例如收拾自己的房间，整理自己的衣袜，让患儿也参与家庭的具体事务管理等。

2. 不要怕患儿犯错。只要不是原则性的错误，如偷盗、使用暴力等，只有允许患儿犯错，使其接受一定的挫折，在小的挫败中总结经验，患儿才能学会如何调整不良情绪。

3. 当患儿出现睡眠问题、食欲下降以及多噩梦的情况时，父母需要给予更多的关注和关心。这些躯体反应往往是情绪障碍的先兆。及时与老师沟通，了解患儿在校的情况，帮助患儿解决实际困难。如果患儿出现胸闷气紧、头晕头痛等躯体症状，就需要及时就医或找专业人士寻求帮助。

4. 当患儿的情绪不好时，父母要沉住气，不要急于追究原因，急于让患儿摆脱不好的情绪，或者试图用讲道理来劝解孩子，因为这可能适得其反。这个时候，家长安静地陪伴可能比任何语言都要管用。

5. 抓大放小，原则性的规矩是不能放松的，例如可以让患儿先做必须完成的任务，再做自己想做的事情，不能因为患儿有脾气了就放弃原则。对于一些小事，如拖拉、不守时、不打扫自己的房间等问题，父母可适当放宽标准，不要面面俱到。在这个阶段，想快速培养患儿良好的生活、学习习惯是比较困难的。当患儿遇到困难发出求助信号的时候，父母应及时响应患儿，积极协助患儿解决困难，并给患儿反馈结果。

六、小结

尽管小学阶段的学业内容并不多，但很多家长希望他们的孩子能够在起跑线上获得优势，以为这样可以一直保持领先地位。然而，这并不利于 ADHD 患儿的成长。ADHD 患儿在进入小学五年级和六年级后很有可能出现学业困难，导致学习成绩不佳。为此，很多家长会安排患儿参加大量课外补习班，使患儿的大脑难以得到休息。这种教育观念违背了儿童大脑发育的正常规律。这个年龄段是培养良好的生活、学习和行为习惯的重要时期，也是 ADHD 患儿治疗的关键时期。在这个时期，无论是药物治疗还是认知行为治疗，孩子的配合度都比较高。如果在这个年龄段能够培养出 ADHD 患儿好的行为习惯，而后通过患儿良好的自动化行为来弥补其自身欠缺的控制和抑制能力，那么就可以在很大程度上减轻其进入青春期后的情绪波动和冲动等症状。如果在这个时期没有进行有效的治疗干预，那么 ADHD 患儿进入初中后，由于学业难度大幅增加、学校要求更加严格以及身体进入青春发育期，更容易出现亲子关系紧张、厌学、焦虑、抑郁等问题。

总而言之，对 ADHD 患儿而言，选择适合自己的学习方式、学习节奏非常重要。我们来总结一些适合 ADHD 患儿的学习方法，并说明原因。

多感官学习：ADHD 患儿的大脑可能对多样化的刺激更为敏感。

采用多感官学习方式，可以最大程度调动大脑的体感网络系统（第二章中有详细说明）。结合视觉、听觉和触觉，为患儿的大脑提供更多的感官输入，有助于保持他们的注意力并提高工作记忆的效率。这样的学习环境更能够吸引他们的注意，减少分散注意力的可能性。

分阶段学习：ADHD 患儿可能在执行控制方面面临着挑战，难以处理较繁重、较复杂的任务。分阶段学习是将任务分解为一个个小任务，逐个完成，降低了任务的复杂性，有助于提高患儿的执行能力，减轻学习的压力感。

设定明确的目标：设定明确、可量化的学习目标，并设立奖励机制，可以激发患儿完成任务的动力，增加对学习的投入。

学习和休息时间规律化：由于 ADHD 患儿可能更容易疲劳，所以规律的学习和休息时间有助于维持他们学习的稳定性，防止过度疲劳，从而提高学习效率。

引入游戏元素：游戏化学习方式可以增加趣味性，使学习过程更具吸引力。这对 ADHD 患儿来说是特别重要的，因为他们可能更容易对枯燥的任务失去兴趣。（注意：不是电子游戏）

实际应用式学习：通过实际应用和实践活动，ADHD 患儿可以更好地理解和应用知识，同时提高他们对学习的参与度。这样的学习方式更具体、更实用，能够激发他们的兴趣。

结构化和程序化学习：结构化就是将逐渐积累起来的知识加以归纳和整理，使之条理化、纲领化，做这样有助于 ADHD 患儿更好地规划学习活动，减少混乱和焦虑感。有明确的学习路线和步骤，这种程序化的学习方式会使学习过程更加可控。

积极的反馈机制：结构化学习强调及时的反馈。让 ADHD 患儿在完成每个阶段的任务时，都能够获得关于他们表现的反馈，帮助他们更好地理解和纠正错误。

学习成果可视化：可以用各种小物件将学习成果展示出来，如涂色记录卡、记录贴纸等，尽量可视化，最好每天能看见。

鼓励积极参与：与同伴互动有助于创造积极的学习氛围，所以可以通过社交形式的学习方式，如小组活动和合作项目，鼓励 ADHD 患儿积极参与学习，为患儿的学习提供社交支持。

第九章

成年期 ADHD 的
特点与治疗

　　儿童青少年时期的注意缺陷与多动障碍的症状在 50%~60% 的情况下可延续至患者成年后。此外，有一部分成人 ADHD 患者在未成年时期并没有表现出 ADHD 的典型症状，但进入成年期后有 2%~3% 的成年人开始出现 ADHD 症状群。中国的成人 ADHD 发病率约为 5.2%，但与未成年患者一样，成年患者也存在诊断不足的情况。成人 ADHD 的高患病率是影响成年个体身心健康以及社会稳定的重要因素，因此，我们有必要关注成人 ADHD 的诊断，以及其可能对健康产生的长期潜在影响。

一、成年期 ADHD 的特点

　　进入成年期的 ADHD 患者所面对的任务与环境，与未成年时期相比，由相对单一的学业压力转变为多元化的社会压力；由他律环境（有外界约束、管教和帮助）转变为自律环境（宽松、自由和独立）；由目标、方向明确的学生时代转变为目标、方向有更多不确定性的职业时代。这些任务和环境的巨变让本来就不擅长灵活应变、时间管理、计划组织、感知他人与自我管理的 ADHD 患者难以应对各种突发事件。这些突发事件会给 ADHD 患者和他们周围的人都带来许多负面影响，包括家庭关系紧张、事业发展不顺、社交困难、财务状况差、重要任务处理不好、危险驾驶，以及酒精和药物滥用等。此外，一些伴随症状也可能在成年期持续存在，如情绪障碍、抵触情绪、自我激励不足以及缺乏明确的目标感等。

值得注意的是，很多成年 ADHD 患者在生活、工作和人际交往中并没有意识到自己注意缺陷的问题，很容易将错误和失败归因于环境或他人。当认识到这是自己的问题时，又往往陷入自责和自罪的低落情绪中难以自拔。因此，对于成年患者来说，应该更重视 ADHD 对自己的影响，及时就医，并通过目的明确的认知训练来帮助自己逐渐克服对细节的不敏感、计划性差、时间管理意识淡薄以及易冲动暴躁等症状所带来的不好影响。

二、成人 ADHD 的治疗

成人 ADHD 的治疗与儿童青少年 ADHD 的治疗类似，主要分为药物治疗和非药物治疗。在治疗中需要注意以下几点：

1. 在药物治疗中，切忌随意停药或自行改变剂量，必须谨遵医嘱。

2. 在认知行为治疗中，增加对 ADHD 疾病对个体损害的认识最重要。正视自身缺陷所带来的困扰，制定一份目标明确、方法明确和时间明确的行动计划表，按照计划表逐一将其付诸实践。必要时可以请自己的好友监督完成。

3. 把良好的行为习惯作为对抗 ADHD 的一种外在技能，弥补自身存在的注意缺陷。良好的行为习惯主要包括：

●对任何事务做好计划；

●当任务出现变化时做任何能让自己先冷静的事，如腹式呼吸、冷水洗脸等；

●进行数字化认知训练，可以提高工作记忆和思维灵活性；

●培养量化思维，即将事情分步骤完成，将物品分类等；

●降低任务难度，分解任务步骤，遵守任务规则；

●规律作息，保证每天精力充沛，主动休息，逐渐增加注意力的持续时间；

●多运动，一周保持 2~3 次有氧运动，每次 15~30 分钟；

●找到自己的兴趣爱好，合理利用"过度专注"的能力（这种能力不是每个 ADHD 患者都有），把自己的事业做精做深。

通过药物治疗和对行为管理技能的掌握，可以将 ADHD 症状的影响降至最低，甚至比非 ADHD 人群在自我管理上更为成功。再加上 ADHD 患者独有的特点和优势，ADHD 患者也能成就一番令自己满意的事业。许多名人和成功人士的案例都可以证明这一点，如发明家爱迪生，美国前游泳运动员迈克尔·菲尔普斯，电影名星金·凯瑞等等，这些人虽然都被明确诊断过患有 ADHD，但并不影响他们有所成就。

第十章

ADHD 患者
独有的特点和优势

在漫长的演化历史中，人类始终遵循着自然选择和遗传学的原则，经过多次进化和分化，最终有了现代人类。除了体形、外貌的演化，随着环境和人类生活方式的改变，人类族群的基因在漫长的演化中也在不断变化。有利于生存的基因会得到强化，如胆固醇代谢基因。在早期人类的饮食中，胆固醇摄入相对较低。随着人类进化，饮食结构发生了改变，摄入胆固醇的量增加，人类进化出了更好的胆固醇代谢能力。一些旧的胆固醇代谢基因逐渐被淘汰，而新的基因能使个体更好地代谢大量胆固醇。不利于生存的或无用的基因会被逐渐取代，如维生素 C 合成基因。大多数哺乳动物都能自行合成维生素 C，人类却不能，这是因为人类的食谱中已经含有大量的维生素 C，自身完全没有必要再消耗能量来合成维生素 C。因此，维生素 C 合成基因发生了突变，现代人类必须从外部摄入维生素 C。还有大量这样的例子证明，基因会随着环境以及人类生活方式的变化而演变，但需要经历漫长的时间。

研究表明，ADHD 是一种由多基因遗传变异叠加导致的神经发育性疾病。然而，在漫长的演化史中，引起 ADHD 的多基因并未被淘汰，这说明这些基因突变对人类的生存和发展实际上存在一定的有利之处。我们不能忽视这些突变基因给患者带来的一些特点和在某些领域的优势，如创造力、洞察力和适应能力等。（见图 10）

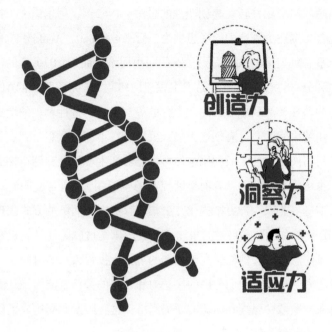

图 10

一、创造力和想象力

一些研究显示，ADHD患者在创造力方面可能有更大的潜力。尽管这并非绝对，但ADHD患者的一些特点，如对感兴趣的事物会过度关注，以及由于去抑制控制水平较弱导致的较强的发散性思维，都有利于创造力的发挥。这些研究有助于拓展我们对ADHD的理解，同时为治疗和应对ADHD提供了新的视角，有助于减少ADHD污名化，提高患者的生活质量。

创造力依赖于从记忆中激活的原材料（如联想、刺激），这些材料随后被应用并转化为创造性的想法。1962年，萨乐诺夫·梅德尼克首次阐述了创造力的联想理论，后来被Kenett、Anaki和Faust证实，富有创造力的人拥有更活跃的联想网络，而ADHD患者的活跃思维和分散性注意力更容易产生联想网络[1]。研究证明，ADHD患者的冲动性、活跃思维和注意力分散等症状与创造性表现的增加有关。在解决问题时，有创造力的人更容易在不同的联想、观点和方法之间切换。这种活跃的思维使个体能够产生不寻常和创造性的想法，也可能与ADHD患者前额叶控制的减弱相关[2]。与此同时，创造力本身可能以一种更结构化、更集中、更自上而下的方式表现。ADHD患者在自己感兴趣的事物上会表现出"过度关注"，也称为"超级注意力"。他们会在感兴趣的事情上投入大量的时间、精力和专注力，再加上他们分散的注意力和较弱的去抑制能力，从而产生更强的发散性思维和活跃的联想网络。这些因素共同构成了创造力产生的有利条件[3]。

创造力还与智力水平有高度相关性，智力虽是创造力的必要条件，但并非充分条件。因为创造力不仅与发散性思维和认知持续性

[1] Hoogman M, Stolte M, Baas M, et al. Creativity and ADHD: A review of behavioral studies, the effect of psychostimulants and neural underpinnings[J]. Neuroscience & Biobehavioral Reviews, 2020, 119: 66−85.

[2] White H A, Shah P. Creative style and achievement in adults with attention−deficit/hyperactivity disorder[J]. Personality and individual differences, 2011, 50(5): 673−677.

[3] White H A, Shah P. Uninhibited imaginations: creativity in adults with attention−deficit/hyperactivity disorder[J]. Personality and individual differences, 2006, 40(6): 1121−1131.

相关，其他如学习能力、知识储备、主动寻找答案的能力等也对创造性思维至关重要。虽然 ADHD 患者的神经发育障碍与智力本身关联不大，但 ADHD 的症状会影响患者的学习效率和动力。若对 ADHD 患儿的评价标准过于狭窄（仅看重学业成绩），过早地给患儿施加过重的学习压力，患儿后续更容易出现厌学和学习困难的现象，难以提高智力水平，从而影响其未来创造力的发挥。

创造力是人类所特有的、与生俱来的，是多方面能力的综合体现。我们需要保护孩子们那种脑洞大开、天马行空的创造力，保护他们对知识的渴望和对世界充满好奇的探索心。ADHD 患儿在这些方面的表现尤为突出，但他们的求知欲、探索心和创造力有时可能引发负面影响，如更多的破坏行为、对抗行为、不拘小节和更大的情绪波动等。这需要家庭、学校和社会更加理解并包容 ADHD 患儿，为其提供更适合的教育和支持，使他们在成年后能更充分地发挥自身长处，实现个人价值，甚至造福社会。

二、活力和动力

在儿童青少年时期，ADHD 患者的多动和冲动可能表现为一系列症状，如坐立不安、学习缺乏持久的专注、情绪波动较大等。但成年之后，随着大脑发育的完善和自我控制能力的增强，ADHD 患者的症状，如注意力分散、多动和冲动等，都能被控制在外界可接受的规则范围内。这意味着 ADHD 症状在患者儿童少年时期表现出的"负面效应"可能会转变为别人所羡慕的永不枯竭的活力和对新事物进行探索的动力。尽管 ADHD 患者在坚持和毅力方面常显不足，甚至可能出现半途而废的情况，但他们却可以同时处理多个不同任务，来保持个人的激情，并在不同的任务之间灵活切换。ADHD患者的这种多任务处理能力在某种程度上要优于非 ADHD 人群。当ADHD 患者能够积极面对自身问题并主动寻找解决方案时，原先的不足可能会因为环境和条件的变化而演变为异于常人的优势。

虽然研究显示 ADHD 人群可能具有更高的创造力，但这并不意味着每个 ADHD 患者都天生具备非凡的创造力、活力和动力。迄今为止，对 ADHD 患者的天赋较明智的评价来自美国精神科医师兼作家爱德华·哈洛韦尔——"ADHD 是一种非常难以掌握的天赋，即使在最好的情况下，这种天赋也需要大量的管理和支持"。